SILVIA BONINO

VIVRE LA MALADIE CHRONIQUE
ces liens qui me rattachent à la vie

AVANT-PROPOS *de Jean-Philippe Assal*

PRÉFACE *d'Isabelle Aujoulat*

L'Harmattan Italia
via Degli Artisti 15
10124 Torino

L'Harmattan
5-7 rue de l'École Polytechnique
75005 Paris

Traduit de l'italien par *Barbara Lembo*

ISBN (Italia) 978-88-7892-456-7 / ISBN (France) 978-2-14-031289-2

Sommaire

Inexplicablement, Jul plane sur cette lande,
ces derniers temps, il continue à me nourrir
de jour en jour.

C'est l'héritage le plus précieux de l'homme [...]
dont la meilleure part prolonge sa vie en moi.

Hetty Hillesum, *Une vie bouleversée, 1941-1943*

AVANT-PROPOS

JEAN-PHILIPPE ASSAL

[Professeur émérite de médecine. Ancien Directeur du Service d'enseignements thérapeutique pour maladies chroniques - Département de médecine interne, Hôpitaux universitaires de Genève (Suisse). Ancien Directeur du Centre collaborateur de l'OMS. Président de la Fondation "Recherche et Formation pour l'Enseignement des malades".]

Vivre avec une maladie chronique peut être comparé à être obligé de marcher dans la nature, par exemple dans le brouillard ou par un jour blanc. On est ébloui et on risque de se perdre ou de tomber car on ne voit plus les reliefs.

Vivre avec une maladie chronique, c'est comme naviguer sur un voilier et être prisonnier d'une absence totale de vent. Vous ne savez plus quoi faire, vous êtes obligé d'attendre et d'espérer, mais en même temps vous devez vous soucier de l'état de marche du bateau.

Vivre avec une maladie chronique, c'est être enfermé dans un corps qui a sa propre vie dont on doit aussi s'occuper.

Un point commun à toutes ces situations, c'est la solitude et le manque de dialogue.

Silvia Bonino a enseigné toute sa vie en milieu universitaire, en insistant sur l'importance du dialogue, de l'éducation, de la psychologie et de la sociologie dans la dimension psychosociale de l'homme. Pendant 20 ans, elle a accompagné les patients souffrant de problèmes psycho-sociaux. À la suite de différents malaises on lui a diagnostiqué une sclérose en plaque.

Après avoir utilisé ses incroyables ressources non seulement pour elle-même, mais aussi pour les autres, elle a voulu partager son vécu avec le plus grand nombre et c'est ce qui est à l'origine de ce livre. Le fait de s'occuper des autres nécessite des qualités supérieures d'objectivité, de communication et de supervision que l'on peut retrouver tout au long de ce récit. Dans le monde des soignants, très rares sont ceux qui ont partagé une expérience personnelle pour en faire bénéficier d'autres souffrant de la même maladie.

Silvia Bonino nous montre un exemple personnel de la manière d'affronter les différents évènements que la vie impose à notre corps. C'est la force rare de ce livre.

PRÉFACE

Isabelle Aujoulat

*[Professeure de santé publique
Université catholique de Louvain (Belgique)]*

Par le choix du titre *Vivre la maladie chronique. Ces liens qui me rattachent à la vie,* Silvia Bonino annonce d'emblée que son livre est avant tout orienté vers la vie et le vivant. Là où d'autres cliniciens et scientifiques exposent la nécessité pour le malade de s'adapter ou s'ajuster à la maladie et, en miroir, le devoir pour le soignant de favoriser la capacité du malade à accepter pour s'ajuster, Silvia Bonino nous offre une vision autrement enthousiasmante en nous invitant à considérer que le malade est avant tout « *acteur de son développement dans la maladie* ». Cette perspective, qui change fondamentalement le regard porté sur les enjeux de la vie avec la maladie, nous invite à porter notre attention sur ce qui nous anime et nous maintient psychiquement et socialement en mouvement, donc en vie, lorsque nous sommes confrontés à la maladie grave.

Cet ouvrage, écrit par une universitaire spécialiste de la psychologie du développement, qui fait elle-même l'expérience douloureuse de la vie avec la maladie depuis de nombreuses années, n'appartient à aucune catégorie : il ne constitue ni un témoignage, ni un manuel scientifique, ni un livre de vulgarisation. Dans un format inédit, l'expérience intime et les connaissances cliniques et scientifiques de l'auteure se trouvent tricotés pour façonner des savoirs utiles à la vie et au soin, en offrant au lecteur des pages ciselées avec minutie, sensibilité, justesse et créativité, qui dévoilent les enjeux psychiques et intersubjectifs de la vie avec la maladie.

Aux personnes malades et à leurs proches, le livre de Silvia Bonino offre des clés de compréhension de leur vécu, en mettant des mots précis là où parfois ils manquent. À titre d'exemples, la solitude, la peur, la culpabilité sont nommées. Ces expériences deviennent alors des objets qui peuvent être pensés, favorisant ainsi leur mise à distance pour ne pas envahir la totalité de l'espace psychique. Cette possibilité de mise à distance constitue un facteur important de reprise de contrôle sur ce qui peut être ébranlé par la maladie : le sentiment de sa propre valeur, la confiance en ses capacités, le besoin de sens et de cohérence.

Comme le dit si justement Norbert Bensaïd*, un médecin et psychanalyste français, *« Être malade c'est changer. Mais changer, c'est tantôt être un autre, tantôt être autrement le même. Or cesser d'être le même, c'est se perdre. »* Dans chacun des chapitres de son livre, Silvia Bonino transmet au lecteur le condensé d'une facette de vie avec la maladie. Ces facettes sont autant de clés pour contribuer à résoudre l'énigme de cette injonction paradoxale de « *devenir autrement le même* », qui est inévitablement induite par la maladie et le travail identitaire qui lui est inhérent.

La rencontre avec le livre de Silvia Bonino est également une chance pour les soignants et pour les formateurs de soignants. En effet, des concepts et des processus complexes, tels que l'auto-efficacité, l'auto-détermination ou le partage d'empathie, qui sont essentiels pour comprendre, interagir et soigner mieux, sont rendus accessibles et vivants sous la plume de l'auteure. Lorsqu'elles sont enseignées en formation initiale, ces notions sont pourtant souvent perçues par les étudiants comme abstraites, venant au mieux enrichir un bagage théorique et donner l'illusion d'un savoir pour autrui ou sur autrui, figeant parfois les réelles possibilités de rencontre et d'ouverture à l'autre. Or, ce qui peut paraître abstrait à ces étudiants encore peu expérimentés, est rendu accessible justement par la justesse et la simplicité du langage de Silvia Bonino, où le sens des mots se révèle par la perception de l'expérience vécue qui les nourrit, alors même que cette expérience n'est que rarement explicitement rapportée par l'auteure.

À l'inverse, lorsque ces mêmes soignants se retrouvent parfois plusieurs années après leur formation initiale à suivre des enseignements de formation continue et qu'ils témoignent de la richesse de leur expérience clinique, faite de rencontres qui les ont marqués, enrichis, décontenancés, rendus vulnérables parfois, ils se découvrent avides d'un savoir théorique qui viendrait valider et légitimer leur expérience en leur permettant de mettre des mots sur les phénomènes complexes qu'ils ont saisis intuitivement et qu'ils ont provisoirement organisés en savoirs incertains. Pour ces soignants plus expérimentés, la lecture du livre de Silvia Bonino permet un temps d'arrêt pour mettre du sens sur certaines de leurs expériences de soin, d'éducation, d'accompagnement ou de vie.

Cet ouvrage constitue donc un allié précieux, tant pour les malades que pour leurs proches, les soignants ou les formateurs de soignants, pour développer une compréhension fine et évolutive de la vie avec la maladie et, ainsi, soutenir avec humilité et humanité ce qui nous rend solidairement vivants dans l'épreuve de la maladie.

* Bensaïd N. (1978), *Autrement le même*. In : Fresco N. (sous la dir.). *Norbert Bensaïd. Un médecin dans son temps*. 1995, Paris, Seuil.

NOTE DE L'AUTEURE
À CETTE ÉDITION MISE-À-JOUR

Lorsque ce livre a été publié en version originale italienne (2006), les personnes souffrant de sclérose en plaque ou d'une autre maladie chronique l'ont vite apprécié. En effet, il ne s'agissait ni d'un essai de psychologie ou de sociologie, que beaucoup d'entre elles n'auraient pas lu, ni d'une autobiographie, qu'elles auraient lue plus facilement, mais en risquant peut-être de demeurer insatisfaites, tellement l'expérience de chacun est unique et singulière.

Ce livre présentait une réflexion nouvelle, associant les sciences psychologiques à mon expérience personnelle et douloureuse de la maladie. C'était, en somme, un ouvrage de science et de témoignage, qui a trouvé sa force et son unité dans cette association. L'expérience de la maladie n'a pas entravé la réflexion théorique en réduisant sa validité scientifique. Elle lui a permis de devenir concrète, de s'interroger sur la portée des connaissances, qui se sont transformées en outils pour comprendre, mais aussi pour vivre avec les difficultés quotidiennes de la maladie chronique.

Pour cette raison, les personnes souffrant de maladie chronique et d'autres maladies ont été les premières à répondre avec enthousiasme à la lecture de ce livre, parce qu'elles le sentaient proche de leur réalité : il y avait des choses dans lesquelles elles se reconnaissaient. Elles y trouvaient aussi des clés de lecture et des indications qu'elles pouvaient utiliser comme points de repère dans le parcours difficile d'une vie avec une maladie chronique. Je dis bien des points de repères et pas de recettes parce qu'il appartient à chacun d'intégrer ces pistes à sa propre existence ; points de repères dont elles pouvaient se fier parce qu'ils provenaient d'une personne qu'elles estimaient crédible de par sa compétence scientifique et sa condition de malade, condition similaire à la leur.

La lecture de cet ouvrage en italien a donc été le point de départ d'un partage entre de nombreuses personnes souffrant de maladie chronique. Ce partage s'est approfondi au fil des ans, à l'occasion de rencontres isolées et aussi à travers un travail continu consacré au soutien psychologique destiné plus particulièrement à ceux qui ont reçu récemment un diagnostic de sclérose en plaque. Un partage qui a permis d'explorer le vécu de la maladie et de vérifier la validité des pistes proposées dans ce livre, en particulier celles qui concernent la recherche de sens, l'identité, la capacité de poursuivre efficacement des objectifs significatifs malgré la maladie.

Les années que nous vivons sont riches d'ombres et de lumières pour la maladie chronique. D'un côté, les grands progrès de la médecine et l'amélioration des connaissances techniques et spécialisées ouvrent des perspectives enthousiasmantes. Malheureusement, elles ne se traduisent pas toujours par un prise en charge globale du patient en tant que personne ni par une aide qui permette de vivre le quotidien plus pleinement. De l'autre côté, l'augmentation des maladies chroniques et les changements démographiques imposent des demandes de soins auxquelles la société répond difficilement, exigeant, dans les faits, des tâches considérables de la part des individus et de leurs proches. Dans pareil contexte, les familles sont confrontées à des sentiments de désarroi et de solitude, voir même d'abandon, avec en conséquence une augmentation de la fatigue liée au fait de vivre avec une maladie au quotidien et pour toute la vie : un échec pour la société toute entière.

C'est pourquoi parler de maladie chronique est plus que jamais nécessaire et cette nouvelle édition répond à une telle exigence*.

En plus de procéder à une révision et une mise à jour des références bibliographiques, cette version présente, en fin de livre, une partie inédite (la sixième) qui approfondit certains thèmes particulièrement pertinents. Les voici : le moment du diagnostic et la période juste après, leurs contradictions et l'urgence d'un suivi psychologique qui puisse aider le patient en mobilisant immédiatement et le mieux possible ses ressources personnelles ; l'évolution de la maladie selon les cycles de la vie, qui imposent des devoirs variés dont découlent différentes difficultés pour la personne souffrant de maladie ; les difficultés spécifiques aux jeunes qui vivent encore dans leur famille d'origine et qui doivent en plus affronter la transition vers l'âge adulte en se détachant des parents ; les difficultés que pose la maladie à ses propres enfants, depuis l'enfance, quand les parents sont frappés par la maladie ; l'utilisation d'internet et des outils virtuels, omniprésents de nos jours, avec leurs avantages et leurs inconvénients. Il en ressort un livre, qui sera utile, espérons-le, aussi bien aux personnes souffrant de maladie chronique qu'à leur entourage, famille et amis, au personnel soignant qui œuvre tous les jours pour garantir aux patients une vie meilleure et enfin à tout individu dans la communauté ou dans la société, qui souhaite mieux comprendre une réalité qui peut toucher tout un chacun, de près ou de loin, et qui nécessite la collaboration de tout le monde.

* Cet ouvrage, paru en langue italienne en 2006, a été mis-à-jour en 2019 ; une première édition en langue française (désormais épuisée) a été publiée en 2008.

POURQUOI CE LIVRE

Écrire permet de voir plus clair dans ses pensées, ses émotions et ses sentiments. Mais si j'ai écrit ce livre, c'est aussi pour les autres, pour leur confier des réflexions qui peuvent leur être utiles.

J'ai pris la décision d'écrire suite à une rencontre : celle d'une jeune femme, inconnue, croisée en septembre 2000 dans le couloir d'un centre spécialisé où je suis soignée. Ce jour-là, j'attendais de pouvoir parler à mon médecin et j'étais plutôt heureuse. Car il est possible d'être heureux même lorsque l'on est atteint d'une maladie chronique : j'étais contente d'apprendre que dès aujourd'hui, j'aurai besoin chaque jour d'une injection, alors que pour la majorité des gens, cette nouvelle s'apparenterait à une condamnation. Cette nouvelle m'est apparue comme une libération : elle m'a donné un nouvel espoir et j'en étais heureuse. Je sortais de trois mois de souffrance lors desquels j'avais tenté un nouveau traitement, habituellement prescrit dans la maladie dont je souffre. Il avait été insoutenable : je ne marchais quasiment plus et le moindre effort de la vie quotidienne m'était devenu impossible. J'avais reçu dans les jours précédents un appel que j'attendais impatiemment et qui m'a remplie de joie : je pouvais stopper ce traitement et en commencer un autre, différent. Une place s'était libérée et je pouvais désormais recevoir « en usage compassionnel », pour reprendre les mots utilisés, un médicament extrêmement coûteux dont la vente n'était pas encore autorisée en

Italie. Le terme « compassionnel » me faisait plus penser à l'idée d'une supériorité à l'égard d'un être inférieur plutôt qu'à une manifestation authentique d'empathie. Par la suite, je m'en suis plainte à mon spécialiste, mais il me fit remarquer, avec la sagesse et le réalisme qu'il avait acquis pendant de longues années de travail, qu'il n'y avait malheureusement rien à faire contre ces attitudes bureaucratiques et que cette terminologie permettait à l'hôpital de dispenser le médicament gratuitement, ce qui au final, était la chose la plus importante.

Ce jour-là, même cette terminologie offensive ne parvenait pas à me troubler. Je pouvais stopper le traitement qui m'avait réduite à néant et en commencer un autre qui semblait présenter peu d'effets collatéraux. Aujourd'hui, je sais que ça n'allait pas se passer ainsi, mais à l'époque, tous mes espoirs étaient concentrés sur ce nouveau traitement. Alors que je quittais la salle avec, dans les mains, le grand paquet contenant les produits pharmaceutiques et que je m'installais sur une chaise dans le couloir, attendant mon médecin, une jeune femme qui attendait assise, m'adressa la parole. J'ai appris par la suite que les malades éprouvent souvent un grand besoin de parler avec leurs compagnons d'infortune, inconnus, rencontrés dans les couloirs et chambres d'hôpitaux.

Elle me demanda si j'avais dû, tout comme elle, interrompre le traitement habituel pour commencer l'injection quotidienne. Elle m'expliqua que pour elle, ce traitement avait été, tout comme le précédent, un échec. Elle suivait donc un autre traitement très dangereux, dont les résultats étaient incertains, mais qui était nécessaire pour elle car sa maladie se présentait sous une forme très agressive. Elle me parla de sa fille, de la fatigue qui l'empêchait de jouer avec elle, de sa difficulté à affronter la vie de tous les jours, de la dépression qui se mêlait souvent à la fatigue dans un cercle vicieux où l'une aggravait l'autre. Pendant que je l'écoutais et la soutenais, je me rendis compte qu'à l'intérieur de moi siégeaient deux personnes : d'une part, j'étais la psychologue qui écoutait une femme en difficulté et répondait avec professionnalisme à ses demandes, d'autre part, j'étais une personne malade qui vivait chaque jour – même si c'était de manière différente – la même expérience. La malade aidait la psychologue à mieux comprendre et à intervenir avec plus d'efficacité, alors que la psychologue aidait la malade à mieux comprendre et à communiquer de manière appropriée avec une autre personne qui lui ressemblait tant.

Même si tout cela m'étourdissait et me faisait tourner la tête d'une façon bien différente de mes fréquents vertiges, je compris, à cet instant, que cette double condition de malade et d'experte en psychologie faisait de moi une personne privilégiée qui disposait de ressources particulières dans lesquelles puiser pour faire face à la maladie et pour en comprendre les événements. Je compris aussi que je ne pouvais pas garder pour moi ces réflexions mais que j'allais devoir trouver un moyen de les communiquer aux autres. Puisque la parole, surtout la parole écrite, a été définie à raison comme le microcosme de la conscience, écrire un livre et partager cet écrit allait conjointement m'aider moi-même et aider les autres à être plus conscients de leurs propres pensées, sentiments et émotions.

Beaucoup de temps s'est écoulé, beaucoup de choses sont arrivées depuis ce mois de septembre. Être malade, c'est ça aussi : faire des projets sans pouvoir toujours les réaliser comme prévu en temps voulu : rechutes, souffrance, fatigue. Mener à terme un projet, quand on est malade, est difficile aussi parce que le chemin à parcourir est éprouvant : accepter de parler de soi et de sa maladie et pouvoir le faire avec sincérité et détachement sont des choses qui prennent du temps. Écrire ce livre a donc été difficile. Il aurait été bien plus simple d'écrire un livre de psychologie - comme je l'ai fait à de nombreuses reprises - sur la maladie chronique et sur les moyens de l'affronter. Intégrer l'expérience personnelle aux connaissances théoriques, intégrer le témoignage à la science me paraissait non seulement plus honnête, mais aussi bien plus riche. Il m'est apparu que cette fusion était la seule à permettre l'examen profond de la maladie, dans ses innombrables aspects, que seul le malade peut connaître et aller en même temps au-delà de sa propre expérience unique et personnelle. J'ai toujours trouvé impudique et égocentrique le simple fait de parler de soi et de ses expériences comme si son histoire était la seule référence digne d'être proposée à autrui. C'est une habitude aujourd'hui très à la mode et pas uniquement sur les plateaux de télévision.

Le lecteur jugera lui-même si la démarche ardue dans laquelle je me suis lancée aura été porteuse de succès et si elle aura été utile pour lui. Quiconque, malade ou bien portant, est lié à la vie par mille fils, comme le rappelle Etty Hillesum. Parfois, ces fils peuvent être des liens qui limitent le chemin et suffoquent le développement mais plus souvent ce sont des cordes solides qui nous ancrent au monde et le long desquelles nous nous accrochons pour grandir. C'est dans ce riche enchevêtrement de fils qui nous lient aux autres, à la culture et à la nature que s'enracine la vie de chacun.

Dans ce livre, je parlerai toujours de « malade ». En français, ce terme est identique, qu'il s'agisse de féminin ou de masculin. Dans la version originale, j'ai pris le parti d'utiliser le terme au masculin, car même si l'être masculin ou féminin structure l'identité individuelle, dans la maladie, c'est la personne en soi qui prévaut au-delà de toute masculinité ou féminité.

Dans le monde occidental, il est vrai qu'il est possible d'isoler, d'un point de vue statistique, les façons plus fréquentes de réagir à la maladie et d'y faire face chez les hommes, d'autres étant plus fréquentes chez les femmes. Il est vrai aussi que la maladie peut engendrer des problèmes spécifiques liés à l'identité masculine et féminine et plus précisément à la maternité ou la paternité. Cependant, dans une société articulée comme la nôtre, ces différences de genre s'entrecroisent avec beaucoup d'autres éléments comme l'âge, la culture, l'instruction, le patrimoine, les affects, les attitudes psychologiques, les capacités cognitives, les valeurs, les croyances religieuses et la liste pourrait encore longuement s'étendre. Chaque personne puise dans le tissage complexe de ces éléments afin d'élaborer son moyen personnel d'affronter la maladie ; son expérience, qui se modifie avec le temps, particulièrement long dans la maladie chronique, est unique et elle ne peut se répéter. Elle ne peut être enfermée dans la prison d'un genre sexuel. Même si l'on entend souvent dire que les femmes sont plus fortes et qu'elles réagissent mieux aux situations de maladie parce qu'elles sont plus habituées à la souffrance physique et qu'elles ont l'habitude des transformations de leur corps, je ne crois pas qu'il existe de catégorie féminine opposée à celle des hommes. Il existe par contre des personnes concrètes, hommes et femmes, masculines et féminines, avec leur propre maladie et leurs propres moyens d'y faire face et parfois d'y succomber. Je considère ainsi le mot « malade » et ses synonymes comme neutre : chacun pourra lui attribuer le genre sexuel qu'il veut.

Le texte est divisé en six parties. Dans la première, sont introduits les principes théoriques pertinents de la psychologie du développement et de la santé pour exposer le thème de la maladie chronique avec une attention particulière à l'action de l'individu malade et à son rôle d'acteur de son propre développement et de son adaptation. Dans la deuxième partie sont abordées les principales questions liées au fait d'être agent de son propre développement dans le concret et dans le quotidien d'une vie marquée par la maladie : donner du sens à sa vie, reconstruire son identité, se sentir efficace dans sa manière d'agir, de faire face au stress. Dans la troisième partie, j'examine certains aspects spécifiques du vécu de la maladie ; aspects d'une pertinence psychologique particulière tant sur le plan émotif que cognitif, comme la culpabilisation du malade, la douleur, la fatigue, la dépression et la perte mais aussi l'optimisme et certaines formes de pensées comme la pensée magique et narrative. Dans la quatrième partie, je me pencherai sur la relation thérapeutique avec une attention particulière à la confiance et à l'empathie et aux problèmes liés à la thérapie, à son adhésion et au recours aux thérapies alternatives. Dans la cinquième partie, je m'attarderai sur certaines problématiques relationnelles du malade : dans ses rapports aux autres, surtout en famille et au travail jusqu'aux perspectives ultimes. Dans la sixième partie je développerai certains aspects de la confrontation avec le diagnostic, ainsi qu'avec la maladie au fil des ans et dans différentes situations familiales.

I.

Tu veux toujours recréer le monde à ton idée,
au lieu de jouir du monde tel qu'il est.
Tu montres là ta nature tyrannique.

C'est peut-être l'un des apprentissages
les plus difficiles...
que celui du pardon de ses propres erreurs,
de ses propres fautes.
La condition première en est de pouvoir accepter,
et accepter généreusement,
le fait même de commettre des fautes et des erreurs.

Hetty Hillesum, *Une vie bouleversée, 1941-1943*

MALADE ET BIEN PORTANT : SIMILAIRES ET DIFFÉRENTS

Une maladie est qualifiée de chronique lorsqu'elle n'est pas guérissable sans toutefois conduire à une issue rapidement mortelle. Elle peut donc durer longtemps, avoir tendance à empirer, et alterne des périodes d'accalmie et de rechute. Plusieurs aspects distinguent une maladie chronique d'une maladie aiguë : l'apparition est graduelle et souvent sournoise et les causes multiples. Le diagnostic, en particulier lors de l'apparition de la maladie, est difficile à poser et incertain. Enfin le traitement s'avère tout aussi incertain.

Ce type de maladie est en constante augmentation dans la société occidentale. De nombreuses maladies, comme certaines formes de cancer et de leucémie, qui étaient mortelles par le passé, sont devenues aujourd'hui chroniques grâce aux différents traitements. Elles sont ainsi venues s'ajouter à des affections chroniques connues (comme le diabète, l'asthme, les maladies pulmonaires, les maladies cardiaques, le syndrome de Parkinson, les nombreuses maladies auto-immunes parmi lesquelles la sclérose en plaques). Parallèlement, nous avons assisté à une augmentation de l'espérance de vie dans beaucoup de maladies chroniques, de sorte que les patients, jeunes ou moins jeunes, peuvent vivre de nombreuses années dans une condition de vie nouvelle, mais sans plus pouvoir aspirer à une pleine santé. Ces aspects limitent considérablement le déroulement de la vie quotidienne et posent des problèmes qui sont souvent ignorés, ou mal compris et évités aussi bien par le patient que par les services médicaux.

L'expérience du malade chronique peut sembler très différente de celle d'une personne saine et paraître, par conséquent, étrangère. Elle ne l'est pas, au contraire. Parce que, comme nous venons de le dire, elle devient de plus en plus fréquente et peut donc toucher n'importe qui : désormais, personne n'est à l'abri d'avoir parmi ses proches un malade chronique. Faire l'expérience de la maladie chronique est une grande source d'apprentissage : elle impose une réflexion sur la signification que nous donnons à la vie, à nos actions. Elle impose aussi une réflexion sur notre mode de vie, sur la manière dont nous envisageons les difficultés et les échecs, sur la façon dont nous regardons notre futur. Parce qu'elle est présente au quotidien, la maladie chronique nous oblige à réfléchir à la vie, à ses imperfections, à la façon dont nous sommes amenés à nous réaliser, aux limitations liées à la nature et au milieu, aux relations sociales. Les réflexions qui découlent d'une maladie chronique sont bénéfiques non seulement pour le patient chronique, pour qu'il résiste aux niveaux psychologique, social et physique, qui sont étroitement liés, mais aussi pour chacun de nous car elles concernent des questions centrales relatives à notre existence sur terre. Le malade chronique peut alors être considéré comme un témoin particulier, qui au travers de sa souffrance et de ses difficultés quotidiennes, met en évidence les nombreuses contradictions individuelles et sociales inhérentes à notre mode de vie, telles que les questions existentielles que nous évitons souvent de nous poser, alors qu'il serait bien plus profitable de les affronter. Par conséquent, penser à vivre avec une maladie chronique implique une réflexion sur la vie qui nous concerne tous, bien portants et malades, jeunes et moins jeunes, handicapés ou non.

La première question qu'il est important de se poser avant de réfléchir à la maladie chronique est simple en apparence : comment pouvons-nous définir la maladie et la santé ? La fameuse définition de l'Organisation Mondiale de la Santé (OMS), qui date de 1947, affirme les éléments suivants : « La santé est un état de bien-être total physique, psychologique et social. Il ne s'agit pas uniquement de l'absence de maladie ou d'infirmité ». Cette définition est souvent citée en raison de l'autorité de sa source.

Pendant des années, la conception de la santé a été principalement basée sur des composantes physiques. Cette définition a eu, de toute évidence, le mérite de mettre l'accent sur la globalité de la personne et donc de proposer une conception plus ample de la santé, attentive au bien-être de l'individu dans son unité d'être physique, psychologique et sociale. Malgré cela, cette conception est fortement critiquable pour de nombreuses raisons. La première est qu'il s'agit d'une définition tellement complète qu'elle rend impossible toute tentative de traduction en termes opérationnels. En d'autres termes, comment fait-on pour décider qui est ou n'est pas en bonne santé selon cette définition ? Combien et quels indicateurs devons-nous utiliser ? Ces questions ne peuvent trouver de réponse concrète, ce qui rend cette formulation abstraite et dépourvue de toute valeur pratique.

Cette définition est d'autant plus contestable qu'elle propose un objectif irréaliste : personne ne peut atteindre de manière stable et durable un état de bien-être total : physique, psychologique et social. Si telle est la définition de la santé, personne ne peut prétendre être sain, sinon lors de quelques rares et brefs moments de son existence. Même une jeune personne, pleine de forces et au meilleur de ses potentialités biologiques, dans des conditions sociales et économiques optimales, ne peut vivre une condition stable de bien-être complet. L'erreur la plus grave de la définition de l'OMS se trouve ici : elle propose un modèle de santé parfait, de bien-être total qui ignore les limites, les défauts, les imperfections, les carences inévitables présentes chez chacun d'entre nous. Même si ce n'était pas l'intention des auteurs, c'est ainsi que l'on cultive le mythe d'une perfection inatteignable qui inspire les tendances dangereuses de notre société : il suffit de penser à la recherche obsessionnelle de la beauté et aux utopies relatives à la santé, très lucratives pour certains. Nous oublions que les limites, les contraintes et les insuffisances sont des conditions normales dans lesquelles se réalise l'existence de chaque personne, aussi saine soit-elle, puisque la vie humaine est par définition imparfaite et mortellc.

Le mythe de la perfection physique et du bien-être total se base sur un raisonnement égocentrique et omnipotent caractéristique de l'enfance, âge auquel se confondent désir et réalité. À cet âge, la conscience des limites de l'être humain et de ses potentialités concrètes manque. C'est précisément avec ces contraintes, majeures ou mineures en fonction des individus, que chacun de nous est amené à vivre. Le malade chronique pour qui les contraintes et les limites peuvent être beaucoup plus grandes est justement la personne qui, chaque jour de sa vie, témoigne de la précarité de la condition humaine.

Toutefois, l'évidence des limites expose le malade au risque de rejet : celui-ci peut, en effet, faire peur parce qu'il rappelle de manière ostentatoire les limites caractéristiques de tous les êtres humains mais auxquelles personne ne se confronte volontiers. Et plus encore : dans beaucoup de cas, le malade chronique est le témoin de la possibilité de vivre malgré de fortes contraintes physiques et parfois même de véritables handicaps et d'en tirer des opportunités d'autoréalisation même s'il vit des moments de difficulté et de déséquilibre. Pour beaucoup, ce constat peut être un moteur : il stimule l'individu de sorte qu'il ne se décourage pas face aux difficultés quotidiennes mineures et qu'il en fasse des opportunités pour grandir d'un point de vue personnel. Toutefois, pour d'autres personnes, ce constat peut être embarrassant puisqu'il leur rappelle que d'autres, dans des conditions bien plus difficiles, réussissent à se réaliser de manière significative. En outre, il ne faut pas oublier que face aux victimes de maladies, et victimes de malheurs en général, les individus ont une tendance défensive à considérer que ce qui leur est arrivé n'est pas le fruit du hasard. L'idée du hasard apparaît en effet trop angoissante puisque l'accepter signifie considérer la possibilité que si c'est arrivé à une autre personne, chacun de nous peut également être touché. Cette perspective préoccupante engendre la mobilisation d'un mécanisme de défense qui pointe la victime comme responsable – ou co-responsable – de ses malheurs au travers, par exemple, de comportements inadaptés qu'elle aurait eus ou de choix erronés qu'elle aurait faits. Pour ces raisons, les attitudes adoptées à l'égard des malades sont souvent ambivalentes. Parfois aussi, les attitudes culpabilisantes prennent le pas sur le partage empathique et la participation à la souffrance d'autrui. Mais il s'agit d'un argument sur lequel nous reviendrons.

AU-DELÀ DU MYTHE DE LA SANTÉ PARFAITE

La critique de la définition de la santé de l'OMS a conduit à une nouvelle définition plus réaliste et dynamique dans laquelle il n'y a pas de distinction dichotomique entre la santé et la maladie. Dans cette nouvelle conception, la santé se situe sur un continuum qui va d'un bien-être maximum à une souffrance maximum : chacun de nous, au cours de sa vie, se déplace cycliquement le long de ce continuum, avec des oscillations plus ou moins amples et des intervalles plus ou moins proches. Si, dans la maladie aiguë, ce déplacement est important mais temporaire, dans la maladie chronique, il est durable. Il peut donc y avoir différents degrés de vitalité et d'efficacité dans les divers systèmes physiologiques, tout comme il peut y avoir différents niveaux de qualité dans le fonctionnement psychique et social. De cette manière, nous dépassons la vision infantile et omnipotente de la santé parfaite et des êtres humains sans limite.

Cette conception est le résultat d'un long parcours de réflexion en psychologie de la santé à laquelle Aaron Antonovsky – chercheur israélien connu pour ses recherches sur les survivants des camps de concentration nazis – a apporté une contribution décisive : il a défini ce modèle de « salutogenèse ». L'approche salutogénique ne se base plus – comme l'approche traditionnelle pathogénique caractéristique de la plus grande partie de la médecine contemporaine – sur ce qui rend une personne malade, mais sur ce qui lui permet de maintenir ou de récupérer la santé malgré les limitations biologiques et les facteurs de risques environnementaux. Une conception salutogénique considère surtout ce qui permet aux personnes de vivre au mieux leur vie malgré les limites posées par la condition de maladie chronique, maladie qui est, par définition non guérissable et qui tend, au contraire, à l'aggravation.

La personne malade et celle en bonne santé ne sont donc pas substantiellement différentes : toutes deux ont à faire face à des limites et des opportunités, même si elles sont bien différentes. Et elles sont toutes deux appelées à vivre avec. Comment peut-on interpréter, à la lumière des recherches et des réflexions psychologiques, l'affirmation selon laquelle chacun de nous a le devoir de vivre ? Il est clair qu'il ne s'agit pas simplement de végéter ou de survivre, mais bien de se développer au mieux à partir de l'ensemble de possibilités et de fardeaux que la biologie, l'histoire personnelle et le présent nous réservent. Les études de psychologie du développement soulignent le fait que ce développement, considéré au sens large de modifications psychologiques plus adaptées, est possible tout au long du cycle de vie des individus et qu'il n'est donc pas limité à leurs premières années de vie, leur adolescence ou leur jeunesse, comme cela a souvent été dit. Les études neurophysiologiques ont aussi confirmé cette possibilité de développement en se basant sur les caractéristiques du cerveau humain, en particulier sur la plasticité qui permet de réaliser de nouvelles connexions synaptiques et d'activer de nouvelles aires cérébrales. Ce sont surtout les situations de changement qui constituent, tout au long de la vie, de grands défis au développement : changements qui peuvent être normatifs, ou communs à beaucoup de personnes, comme la naissance d'un enfant ou la retraite, ou alors non normatifs, non communs c'est-à-dire inhabituels, comme gagner à la loterie ou contracter une maladie.

Mais pourquoi chacun de nous est-il appelé à donner le meilleur de lui-même en tenant compte des contraintes et des possibilités dont il dispose ? Il existe une raison intrinsèque liée à la nature humaine, à ses caractéristiques d'individualité biologique, psychologique et sociale. Cette raison réside dans la recherche d'une meilleure adaptation au monde environnant. Lorsque l'on parle d'adaptation, nous ne faisons pas référence à une adéquation passive aux situations, comme on l'entend souvent dans le langage courant. Nous nous référons plutôt à la recherche active d'un rapport optimal avec la réalité, comme la biologie et la psychologie nous l'enseignent. Tous les organismes vivants cherchent à établir avec l'environnement un rapport d'adaptation, d'équilibre par l'action qu'ils opèrent sur l'environnement dans le but de garantir un degré maximum de survie pour soi-même et sa propre espèce. L'intelligence n'est autre que la forme supérieure de l'adaptation biologique. Elle a atteint son développement maximum chez l'homme, qui est doté de la capacité de penser. Pour l'être humain, il ne s'agit pas seulement de garantir une survie physique pour soi-même et son espèce, mais aussi d'établir un rapport optimal à travers lequel il pourra vivre au mieux sur le plan psychologique et social et pourra atteindre le bien-être maximum.

Le développement des potentialités individuelles durant le cycle de vie est donc fonction d'un rapport adaptatif avec la réalité. Et puisque l'être humain est intrinsèquement social, un développement psychologique optimal ne se réalise pas en dehors d'un accomplissement social (comme la famille et les amis) et d'une implication sociale (par exemple, à travers le travail). Le développement individuel n'est donc pas, comme on le conçoit souvent, nécessairement en conflit avec le développement social : se développer au mieux sur le plan individuel signifie également établir de meilleures relations sociales.

Que signifie en définitive le *développement* ? La réponse que la psychologie a donnée depuis longtemps, partant de la notion de développement en biologie, est claire : le développement psychologique est un changement qui permet une meilleure adaptation, c'est-à-dire un rapport entre les personnes et l'environnement caractérisé par un équilibre toujours plus plastique, flexible et stable en même temps. En d'autres termes, il y a développement lorsqu'il n'y a pas seulement un changement de la personne dans sa façon de considérer et d'affronter la réalité mais lorsque ce changement peut évoluer vers des paliers supérieurs parce qu'il atteint une complexité, une cohérence, une richesse et une stabilité plus grandes aussi bien chez la personne elle-même que dans ses relations avec l'environnement, comme cela arrive, par exemple, chez l'enfant dans le développement du langage.

Dans la relation entre les individus et l'environnement, comme dans tous les systèmes dynamiques, un processus d'auto-organisation est possible. Il permet, à partir de structures simples, l'émergence d'une structure plus complexe avec un niveau d'organisation supérieur. De cette manière peut se mettre en place un rapport plus équilibré avec l'environnement, capable de faire face à d'éventuels déséquilibres (par exemple, lorsque l'on soigne une maladie avec un médicament) voire même de les anticiper (comme lorsque l'on fait un vaccin). Parallèlement, nous pouvons avoir un accomplissement optimal de l'individu. En réalité le rapport d'équilibre entre la personne et son environnement n'est jamais parfait ni statique : le milieu introduit continuellement des éléments de déséquilibre et la personne peut changer. Dans les deux cas, il est nécessaire de trouver une nouvelle adaptation. Aux niveaux les plus bas du développement psychique, des petits changements du milieu suffisent à altérer l'adaptation réalisée ; la personne mature a, au contraire, une meilleure capacité à affronter avec souplesse des modifications environnementales mêmes importantes. C'est pour cette raison que l'on dit de cet équilibre qu'il est plus flexible tout en étant plus stable.

La maladie est un exemple dramatique de situation nouvelle et défavorable qui bouleverse la vie et déséquilibre les adaptations précédemment réalisées. Afin que puisse se réaliser une nouvelle adaptation, un certain développement doit se vérifier malgré les limites majeures imposées par la maladie. Dans le cas contraire, il y aura un appauvrissement de l'individu et une régression à des modalités comportementales primitives avec un mal-être conséquent au niveau physique, psychologique et social. La maladie introduit des situations nouvelles et inconnues et oblige l'individu à abandonner des comportements habituels et consolidés. Affronter ces changements dramatiques sur un mode flexible est le seul moyen de conserver sa propre stabilité psychologique, une continuité dans les relations sociales et un meilleur bien-être physique. En regardant de plus près, la condition de maladie n'est rien d'autre qu'un de ces nombreux défis riches d'obstacles et d'opportunités pour le développement qui se présentent aux personnes au cours de leur existence. C'est aussi un défi énorme parce qu'il est durable dans le temps sans pour autant être impossible à affronter.

ACTEUR DE SON PROPRE DÉVELOPPEMENT

Lorsque l'on parle de développement, on imagine souvent qu'il dépend uniquement de facteurs biologiques, comme une bonne constitution physique, ou de facteurs environnementaux, comme un contexte riche et stimulant. On oublie souvent que, dès les premières phases du développement, c'est l'individu lui-même qui occupe une place prépondérante, au travers de l'action qu'il exerce sur la réalité ambiante. L'action qu'exerce un être humain se distingue de celle des animaux grâce à la capacité de pensée propre à l'espèce humaine. Au cours de millions d'années, l'évolution est partie de formes simples et peu organisées pour aboutir à l'homme ; en ce sens, l'intelligence, qui, comme nous l'avons dit, constitue la forme supérieure d'adaptation biologique, adaptation présente aussi chez les animaux, ne se limite pas à agir sur la réalité et à répondre aux stimuli sensoriels. L'être humain est en mesure d'aller au-delà de la réalité : il est capable de penser et donc de construire des symboles (comme ceux du rêve, de l'imagination, de l'art) et des signes conventionnels, comme ceux contenus dans le langage ou les mathématiques, symboles qu'il peut intégrer dans des opérations mentales. Au travers de la pensée, l'individu réfléchit au monde, mais surtout à lui-même, à ses actions, sa condition et à ses propres objectifs : il endosse donc un rôle actif dans son propre développement.

Dès l'adolescence, ce rôle se complexifie parallèlement au développement cognitif spécifique à cet âge. Apparaît, à l'adolescence, la pensée formelle, qui permet de raisonner par hypothèses, d'opérer des déductions au départ de prémisses théoriques ou encore de réaliser des opérations logiques sans référence à des données concrètes.

Le consensus entre les psychologues développementaux amène à l'idée selon laquelle, surtout dès l'adolescence, l'individu devient acteur de son propre développement. Les actions de l'individu sont susceptibles d'orienter le développement en raison de leur effet de rétroaction positif ou négatif. Ce feed-back se répercute soit sur l'individu lui-même et ses composantes biologiques et psychiques, soit sur l'environnement externe. En d'autres termes, grâce à ses facultés de pensée et d'action, chaque individu exerce une influence continue qui peut se manifester à deux niveaux : sur l'individu lui-même, son corps, son psychisme ou sur le monde extérieur, physique ou social. D'un point de vue biologique, nos actions, telles l'apprentissage d'une langue étrangère ou celui d'un instrument de musique, influencent la structure même de notre cerveau. Elles ont un effet durable sur les autres et sur notre environnement si, par exemple, on décide de transmettre cet apprentissage à quelqu'un d'autre. Des décisions qui semblent banales, comme partir en voyage, peuvent avoir un impact important sur l'individu qui peut en tirer un bien-être physique, d'une part, et de nouvelles connaissances intellectuelles et sociales, d'autre part, ce qui modifie en conséquence sa vie relationnelle.

Le développement n'est donc pas uniquement le résultat de l'interaction entre les composantes biologiques individuelles et l'environnement. Il est aussi le résultat de l'interaction entre tous ces aspects et les actions mêmes de l'individu. C'est pour cette raison que le développement a été défini par de nombreux auteurs contemporains comme étant « l'action dans un environnement ». Cette formulation met en évidence l'importance des actions accomplies par l'individu au cours de son existence, susceptibles d'orienter son développement. Le choix d'une profession illustre bien l'intrication de ces facteurs : c'est un choix qui résulte de la confrontation entre des préférences personnelles, des aptitudes physiques et psychologiques, un parcours scolaire d'une part, et les opportunités, limites et richesse de l'environnement d'autre part, le tout étant modéré par une réflexion personnelle.

Le développement individuel est donc aussi le résultat de l'action que l'individu oriente vers un but, en tentant de faire correspondre objectifs et compétences personnelles avec les demandes et opportunités offertes par l'environnement extérieur.

La psychologie contemporaine dépasse largement la conception d'un individu irresponsable et passif qui se contente d'exécuter des programmations biologiques ou des conditionnements liés à l'environnement. Au contraire, comme l'a souligné Albert Bandura, l'individu n'est pas considéré comme un simple organisme réactif, un « produit » façonné par les événements externes ou mu par des dispositions innées. Il est un sujet actif, capable de s'auto-organiser, de s'autoréguler et de réfléchir sur lui-même, tout comme il est capable d'exercer de nombreuses formes de contrôle sur ses pensées, sa motivation, son affectivité et ses actions. Cette capacité confère à l'individu un rôle actif dans son propre développement, ce qui influence, par conséquent, la nature et le cours de son existence.

Il est vrai qu'au cours de notre vie, nous accomplissons tous des actes qui présentent un niveau élevé de réactivité et d'automaticité : c'est le cas pour un geste accompli dans un moment de colère ou encore pour une réponse stéréotypée de peur face à une situation imprévisible. Ces actes n'épuisent cependant pas l'éventail de nos réactions et ne constituent pas les plus fréquents de nos gestes. La majeure partie de nos actions résulte de comportements intentionnels, volontaires et soumis à un contrôle personnel, bien que ces caractéristiques présentent une grande variabilité qui est fonction de notre niveau de conscience (dû par exemple à la capacité d'introspection) ou de contraintes physiologiques (mal de tête par exemple). Il s'agit d'actions inspirées par notre système de valeur, de croyances, par les normes, les objectifs, les évaluations et les significations que chacun de nous a élaboré dans une culture spécifique. Ces actions sont mises en place pour atteindre certains objectifs : résoudre certains problèmes, affirmer des valeurs qui nous sont pertinentes, réaliser un projet important pour sa propre identité. Qu'il s'agisse de se marier, de partir en vacances ou de dépasser une voiture, toute action implique une décision, un choix : l'individu agit d'une certaine manière, mais il aurait aussi bien pu faire autrement. L'individu n'a pas toujours conscience de tous les éléments impliqués dans sa décision. Cette prise de conscience est nécessairement partielle car l'individu n'est pas en mesure de se représenter dans sa totalité la complexité des significations, des objectifs et des conséquences de ses propres actions ni l'enchevêtrement des conditions environnementales et biologiques. En effet, il y a une synergie continue entre l'activité psychique consciente et inconsciente, car les phénomènes psychiques qui échappent à la conscience n'en sont pas moins essentiels dans la construction même de cette conscience, de l'autorégulation de l'action et de la mise en place de l'intentionnalité.

Seule une partie de l'activité psychologique parvient à la conscience dans la continuité d'un flux où ce qui était auparavant conscient peut devenir inconscient, comme l'apprentissage des automatismes nécessaires à la conduite automobile ou de celui des comportements d'usage à adopter en public. Et ce qui était inconscient peut devenir conscient, comme la reconnaissance d'un conflit intérieur. Il en résulte que conscience et inconscient œuvrent le plus souvent en collaboration et non en opposition comme nous l'avons cru pendant longtemps : il est fréquent de ne pas parvenir à résoudre un problème auquel nous avons longuement réfléchi et de soudainement trouver la solution, telle une illumination survenant quand justement on n'y pensait plus ou même en rêve comme en témoignent parfois des savants.

Les objectifs qui sous-tendent une action ne sont pas nécessairement rationnels : l'individu peut investir une action d'une signification personnellement pertinente alors que cette action peut apparaître irrationnelle ou erronée pour d'autres. Cela se produit lorsque, par exemple, un patient cardiaque met en place un comportement dangereux pour lui, comme faire un effort inconsidéré, pour démontrer aux autres et à lui-même, qu'il est comme tout le monde. De plus, dans la mesure ou l'individu évolue dans un environnement où les limites sont nombreuses et parfois méconnues, l'action de l'être humain n'est pas toute-puissante, bien que nous ayons parfois tendance à la considérer comme telle. Parce qu'elle présente ces caractéristiques, l'action, dans la mesure où elle découle d'une « rationalité contrainte », est susceptible de présenter des failles et des erreurs, de même qu'elle peut engendrer des effets inattendus et non désirés. Cette douloureuse expérience d'échec stimule chez l'individu une révision de ses objectifs et stratégies dans une quête d'équilibre entre les compétences et les aspirations individuelles d'une part et les demandes, les opportunités, les richesses et les contraintes environnementales d'autre part.

ACTEUR DE SON PROPRE DÉVELOPPEMENT DANS LA MALADIE CHRONIQUE

La maladie chronique représente un grand défi pour le développement en raison des limites physiques qu'elle impose, qui sont bien plus importantes que celles normalement présentes dans la vie de chacun. Vivre une maladie chronique est bien différent de la confrontation à un événement dramatique mais délimité dans le temps, comme c'est le cas pour un accident de voiture ou une pneumonie. Des épisodes de ce genre comportent bien entendu de graves moments de crise lors desquels la vie d'un individu peut être menacée, mais ces moments-là sont ensuite suivis par une convalescence, voire même une guérison, même si cela peut prendre du temps. En d'autres termes, la maladie aiguë s'étend sur un laps de temps défini et l'on s'attend, après la guérison, à un retour à la normale.

Ce cheminement n'est pas valable pour une maladie chronique qui est, par définition, interminable parce que non guérissable. Les symptômes les plus graves sont parfois même incurables. À partir du moment où elle se manifeste, on s'y trouve confronté au quotidien et pour toute sa vie, on se trouve alors contraint de faire face à une condition d'invalidité et de mal-être, de gravité variable, qui peuvent même s'aggraver avec le temps. En ce sens, la maladie chronique impose une adaptation particulière qui, indépendamment de la spécificité de chaque pathologie, est, en substance, la même : il s'agit d'apprendre à vivre sa vie en évoluant au mieux, et ce malgré les limites majeures que la maladie impose au quotidien au niveau des affects, du travail et de la vie sociale. Cette adaptation est épuisante et interminable parce qu'elle doit être poursuivie et renouvelée à chaque instant de sa vie.

Ce processus d'adaptation, lourd et continu, n'implique pas uniquement les aspects cognitifs de l'individu, même s'il se base sur ses connaissances, analyses, réflexions, évaluations, prévisions et ses projets. Il s'agit d'une action réalisée sur sa propre vie dans laquelle se lient fortement intellect et émotions dans le but d'aboutir à une adaptation difficile mais pas impossible. À certains moments, on travaillera davantage sur le corps au travers d'exercices de relaxation, par exemple, alors qu'à d'autres, on se centrera davantage sur les aspects cognitifs, comme lorsque l'on planifiera, préventivement, ses propres actions en cohérence avec ses propres limites et compétences. À d'autres moments encore, on affrontera ses propres émotions pour qu'elles nous aident dans la recherche d'une meilleure adaptation et qu'elles n'affectent pas notre comportement de manière dommageable. Dans toute situation, dans la maladie comme dans n'importe quelle activité humaine, cognitions et émotions, pensées et affects, corps et esprit sont étroitement liés. Et si on les distingue, c'est uniquement pour une clarté d'analyse. Dans toute pensée, aussi abstraite soit-elle, brille toujours une lueur d'émotion.

Comme nous l'avons dit, le processus de développement accorde un rôle central à l'activité consciente, du moment que l'adaptation n'est pas l'ajustement passif aux conditions biologiques ou environnementales. Il s'agit en réalité d'endosser un rôle actif dans la recherche du meilleur épanouissement possible compte tenu des conditions personnelles et contextuelles. La conscience représente l'espace privilégié qui permet de réfléchir à sa propre adaptation, à ses propres actions, le tout dans un rapport dynamique n'opposant pas nécessairement conscient et inconscient. La réflexion du malade sur son expérience, qu'elle soit solitaire ou partagée, peut l'aider à prendre conscience progressivement de contenus dont il ignorait l'existence.

Reconnaître que l'action de la personne malade est essentielle à une meilleure gestion de la maladie et à un plus grand bien-être individuel et social est une condition indispensable pour que le patient chronique lui-même puisse s'ajuster et se développer de la meilleure manière qui soit. En d'autres termes, cela revient à reconnaître que les médecins et les structures de soins ne sont pas les seuls intervenants thérapeutiques : l'acteur crucial est le malade et il est nécessaire qu'il en ait conscience de même que les soignants qui s'en occupent. Sans cette prise de conscience, les possibilités de développement restent, pour le malade, purement théoriques. Les médecins qui s'occupent de pathologies chroniques savent à quel point l'implication du malade est indispensable à l'affrontement de la maladie. Sans l'implication de celui-ci apparaissent sentiments d'échec, dépression, abandon thérapeutique et aggravation des conditions pour le malade. Malheureusement, souvent, les médecins ignorent comment stimuler cette implication : ils n'ont pas le temps d'y travailler ou rencontrent des obstacles et des résistances au sein de l'institution qui considère souvent l'investissement du malade comme un luxe et une perte de temps. Tous ceux qui ont été concernés par la prise en charge de la maladie chronique, d'un point de vue théorique ou pratique, s'accordent sur la nécessité d'établir une étroite collaboration entre le médecin et le personnel de soin, d'une part, et le patient, d'autre part. Ce rapport de collaboration est indispensable en raison des caractéristiques spécifiques à ce type de maladie, sa longue durée, la nécessité constante de modifier ses habitudes et ses comportements au quotidien, l'autogestion indispensable de la thérapie.

La littérature internationale parle aujourd'hui d'un « partenariat » entre le médecin et son patient, partenariat dans lequel le premier ne se limite pas à être le dépositaire du traitement, mais détient un rôle éducatif, alors que le patient est responsable de la gestion de sa maladie au quotidien. L'alliance thérapeutique se réalise par conséquent dans un rapport de collaboration entre partenaires, c'est-à-dire entre individus présentant des modalités, compétences et rôles différents, œuvrant ensemble vers un même objectif : celui de faire en sorte que le malade puisse continuer à vivre et à se développer au mieux, compte tenu des limites imposées par sa maladie. Le médecin et le personnel soignant mettront leurs connaissances et leurs compétences professionnelles à disposition du malade. On demandera par contre à ce dernier d'être ponctuellement attentif à ses propres conditions et de prendre en charge le contrôle quotidien de sa maladie, avec une attention portée sur les tâches, souvent fastidieuses, ayant trait aux thérapies, aux examens et aux modifications des habitudes de vie. Comme dans toute relation humaine, cette collaboration au long terme n'est pas épargnée par l'apparition de moments de conflit et d'incompréhension, moments favorisés par les difficultés objectives liées à la gestion de la maladie. C'est justement la complexité de ce contexte qui pousse professionnel et malade à trouver les meilleures stratégies développementales et adaptatives. En ce qui concerne le rapport étroit existant entre psychisme et corps, une adaptation psychologique supérieure permettra d'accroître l'adaptation physique. Cela revient à dire que l'individu qui ne renonce pas à vivre et à se développer malgré la maladie est aussi celui qui aura le plus de chances d'aboutir à un mieux-être physique. Ceci est d'autant plus vrai si le malade se soumet à des thérapies adaptées, s'il modifie son style de vie - dans la mesure où il s'avère nuisible étant donné la maladie -, s'il évite les comportements inadaptés et s'il sollicite de manière adéquate une aide en cas de besoin. Pour ces raisons, reconnaître au malade le rôle d'acteur de son propre développement et de son adaptation à la maladie devrait être une exigence indispensable pour une bonne gestion de celle-ci et non un luxe que seules les structures sanitaires les mieux loties peuvent se permettre.

II.

Tout m'est connu,
aucune information nouvelle ne m'angoisse plus.
D'une façon ou d'une autre, je sais déjà tout.
Et pourtant je trouve cette vie belle et riche de sens.
À chaque instant.

Ce ne sont jamais les choses du monde extérieur
qui m'attristent,
c'est toujours ce sentiment en moi,
incertitude ou autre,
qui donne aux choses extérieures leur coloration
triste ou menaçante.

Hetty Hillesum, *Une vie bouleversée, 1941-1943*

POURQUOI MOI ?

Lorsque l'on est confronté au diagnostic de la maladie, comme d'ailleurs lorsqu'on est confronté à un malheur ou à la perte d'un proche, la première question qui vient à l'esprit est : pourquoi moi? Cette question est très certainement égocentrique. Néanmoins, elle ne peut être ignorée, ni même évitée : au fond, c'est notre vie qui est en jeu. Il est donc compréhensible que la première question que l'on se pose fasse référence à soi et à sa propre expérience. On regarde autour de soi et on voit beaucoup d'autres personnes en bonne santé ou qui présentent de légers troubles. Elles semblent heureuses avec un avenir prometteur devant elles. C'est alors que notre identité, blessée par cette nouvelle, se rebelle face à quelque chose qui apparaît comme une absurdité et une injustice. L'esprit humain accepte difficilement le hasard et tente toujours d'apporter une explication aux événements, d'y remettre de l'ordre.

Chacun de nous cherche, d'une manière différente, un sens cohérent à donner à sa vie. Cette étude est basée sur la conviction que les événements qui surviennent sont compréhensibles et explicables, puisqu'ils apparaissent dans un système de référence dans lequel ce qui se produit a une raison d'être. La maladie, comme la mort, représente, au contraire, le désordre par excellence : elle remet en question, en plus de la santé et de la survie physique, l'ensemble du réseau de significations, projets et espoirs sur lesquels on avait, jusque-là, basé notre vie. Elle annonce un avenir incertain, aggravé par de lourds obstacles. Pour toutes ces raisons, la maladie apparaît comme quelque chose d'inexplicable, d'insensé et d'injuste. Confronté au vide qu'elle engendre au niveau des significations et des actes qui remplissent leur vie, bon nombre d'individus s'en prennent, en fonction de leurs croyances et convictions, à Dieu, au destin, au sort, à la malchance. D'autres, à eux-mêmes ou aux autres.

En ce qui me concerne, je n'ai pas échappé à cette question : pourquoi moi ? J'avais déjà traversé des expériences difficiles, déjà eu une vie qui ne m'avait épargnée ni en deuils ni en douleur. Et me retrouver, à l'âge adulte, confrontée à un diagnostic de sclérose en plaques, c'était vraiment de trop ! Lors de ma première visite en centre spécialisé, le neurologue, qui savait que la colère était une réaction fréquente au moment l'annonce et dans les premières phases de la maladie, me demanda si j'étais en colère. Je lui répondis que je n'étais pas seulement en colère : j'étais furieuse ! N'avais-je pas suffisamment payé ? La souffrance que j'avais déjà endurée au cours de ma vie n'était-elle pas suffisante ? N'avais-je pas plutôt droit, maintenant que j'avais atteint la maturité, à un peu de sérénité ? Pourquoi devais-je assister à la destruction de mon accomplissement professionnel, pour lequel je m'étais tant battue et dont je commençais à peine à récolter les fruits ?

En réfléchissant ensuite au fait que chacun de nous est amené à vivre et à se développer selon des caractéristiques individuelles et personnelles, j'ai compris avec le temps que cette question n'avait pas de sens... De la même manière que les individus se différencient les uns des autres par différents aspects, la maladie aussi peut différencier un individu d'un autre. Se demander pourquoi cette maladie nous frappe, nous, n'a aucun sens. C'est un peu comme se demander pourquoi on est homme ou femme, pourquoi on a les yeux bleus plutôt que noirs, pourquoi sommes-nous nés en Europe plutôt qu'en Afghanistan, pourquoi dans cette famille et pas dans une autre... Toutes ces considérations biologiques et environnementales font partie de l'ensemble de notre réalité. Elles constituent l'ensemble des opportunités et des limites dont chacun doit tenir compte pour accomplir son destin. Chacun de nous, avec ses talents et ses fardeaux, sain ou malade, handicapé ou non est amené à vivre et à se réaliser du mieux possible.

Accepter la maladie comme une composante inéluctable de la réalité demande du temps : c'est le résultat d'un processus de maturation au cours duquel colère et dépression s'atténuent sans jamais disparaître totalement. Ce sont des moments éphémères qui, bien que récurrents, ne reflètent cependant pas le sentiment constant avec lequel la maladie est affrontée. Il n'y a aucune passivité dans l'acceptation profonde de la maladie comme une composante de la réalité. Il s'agit de comprendre que seule la reconnaissance de sa condition permettra de percevoir les limites, les contraintes et les opportunités offertes par celle-ci. Cette prise de conscience évite de tomber dans le piège des euphémismes, si fréquents aujourd'hui, qui nient le handicap, l'invalidité et l'infirmité, l'illusion étant qu'il suffit de les renommer « habiletés différentes » pour qu'elles disparaissent. En réalité, elles ne disparaissent en rien : leur négation linguistique constitue une auto-illusion qui empêche d'identifier clairement quelles sont les possibilités de développement restantes compte tenu des handicaps provoqués par la maladie.

Ce processus d'acceptation, en plus d'être lent, peut aussi être ébranlé tout au long de la vie du malade chronique. Son parcours est souvent dense en événements qui remettent en question une acceptation qui semblait presque solide. Parce que la maladie est chronique, son acceptation peut se modifier au cours du temps, en fonction des changements qui peuvent survenir en nous, mais aussi dans l'environnement qui nous entoure. La maladie chronique nous confronte à ce que les autres expériences douloureuses de la vie impliquent : l'équilibre atteint à un moment donné n'est jamais définitif. L'on apprend donc à vivre avec des douleurs, blessures et pertes, en sachant qu'elles font partie de nous et qu'à tout moment elles pourront se réactiver.

Dans les pages qui suivent, j'examinerai les aspects que j'estime les plus pertinents, à la lumière de la psychologie et de ma propre expérience, et qui paraissent adaptés à la recherche d'une meilleure adaptation et d'un meilleur développement dans la maladie, ainsi que dans toute autre situation de difficulté existentielle. Je partirai des aspects apparemment les plus abstraits – tels que la recherche de sens et la reconstruction de l'identité – pour ensuite aborder l'exercice de l'autoefficacité, le stress et les modalités nécessaires à sa gestion. Ces aspects, qui sont tous essentiels et qui sont liés entre eux par une relation d'influence circulaire doivent être considérés en étroite relation avec la manière dont la personne s'évalue elle-même ainsi que sa propre vie et son existence au monde.

TROUVER UN SENS

Trouver un sens à son existence est une exigence fondamentale présente chez chaque être humain. Il ne s'agit pas simplement de répondre, de manière abstraite, à ce qu'Albert Camus considérait comme la question fondamentale de la philosophie : la vie vaut-elle la peine d'être vécue ? Non, il s'agit en fait de trouver une réponse qui soit concrète, issue de son vécu personnel. C'est à l'adolescence que l'individu, en fonction de son niveau de conscience, commence à s'interroger sur ses propres objectifs, sur ses projets, sur la signification de son existence au monde : la signification est étroitement liée à l'action et tous deux sont en étroite relation avec l'identité. Dans le cycle de vie de chacun, la question de trouver un sens à sa vie peut, à certains moments, devenir extrêmement critique : il en va ainsi à chaque période de transition, positive ou négative, biologique ou sociale, comme par exemple la ménopause ou l'arrivée à la retraite. Étant donné que la maladie se présente comme un désordre incompréhensible en soi qui rend, en plus, incompréhensible et donc effrayant tant le présent que l'avenir, trouver un sens à la maladie chronique devient un devoir contraignant mais nécessaire, plus encore que dans un état de santé. Dans la maladie chronique, qui ne laisse aucune place à un espoir de guérison, plus rien ne semble avoir de sens : la capacité concrète de mener à bien des projets, des devoirs et des fonctions ainsi que la capacité à atteindre des objectifs jusque-là significatifs (comme le désir d'être un bon professionnel et un bon parent) sont remises en cause.

Mais qu'est-ce que cela signifie de vouloir trouver un sens à sa propre vie ? Dans un langage simple, cela équivaut à trouver des raisons qui contribuent à faire de notre vie un événement qui mérite d'être vécu. Ces raisons valables, importantes et significatives, nous permettent de trouver un sentiment de satisfaction et de plénitude malgré le combat mené pour les concrétiser. La vie prend sens lorsque les valeurs et les objectifs qui dirigent nos actions sont suffisamment cohérents et stables. Bien que l'on parle de « trouver un sens » au singulier, chacun de nous fait en réalité référence à une multitude de significations diverses associées aux différents enjeux concernés par la construction de son identité propre (en tant que fils, par exemple mais aussi en tant que père ou citoyen). Même lorsque l'on se réfère à un seul individu, ces significations peuvent être assez variables et parfois même non congruentes entre elles.

Trouver un sens à sa vie et à ses actions implique une étroite intrication entre les aspects cognitifs et affectifs : un objectif mérite, à nos yeux, d'être poursuivi non seulement parce qu'il nous parait juste d'un point de vue abstrait, mais aussi parce qu'on le considère important et motivant d'un point de vue émotionnel. Dans ce processus de recherche de sens, chacun puise dans ses valeurs et ses croyances au sein de sa propre culture. Bien qu'il s'agisse d'un processus individuel appartenant à la conscience de la personne tout en présentant différents niveaux de conscience, l'attribution de sens est une opération qui se réalise toujours dans un contexte social donné, dont nous acceptons ou rejetons les valeurs. Par conséquent, l'attribution de sens résulte aussi bien d'un travail individuel que d'un travail social : chacun de nous évalue et sélectionne dans son cycle de vie les éléments qui lui semblent pertinents, au sein d'une culture donnée et des valeurs qu'elle prône.

Tout au long de l'histoire de l'humanité et dans les différents systèmes culturels, les désirs fondamentaux d'expression et d'affirmation de soi d'une part, et ceux de construction de relations sociales significatives d'autre part, se sont exprimés au sein de systèmes de valeurs et d'explications du monde très différents. Selon les cultures, les individus ont eu le sentiment de s'accomplir dans des rôles de guerriers, de religieux, de parents ou encore de marchands. Dans une société aussi complexe et hétéroclite que la société actuelle, il arrive souvent que les systèmes de référence soient extrêmement diversifiés : de l'individualisme de la culture occidentale aux religions orientales, de la tradition culturelle de son propre pays à celles importées de l'étranger. Par conséquent, les attributions personnelles de sens deviennent subjectivement très différentes et la culture occidentale se caractérise précisément par le respect apporté aux différents choix, tant qu'ils ne sont pas nuisibles à autrui. Que ce soit au niveau des études, du travail ou de ses émotions, chaque décision que l'on prend au quotidien découle de ces attributions de sens, de même que la planification d'actions complexes qui permettront d'atteindre certains objectifs significatifs. Comme nous l'avons vu, ces actions ne sont pas le fruit du hasard. Elles ne sont pas non plus de simples automatismes. Au contraire, à des niveaux de conscience et d'erreurs différents, elles sont motivées et planifiées. Ainsi, pour un étudiant, le projet de devenir médecin se concrétise par plusieurs choix successifs, à partir de l'enseignement supérieur jusqu'à l'université. Et la réalisation de ce projet peut rencontrer des difficultés inattendues. Une des expériences les plus négatives de la vie d'un individu consiste à se retrouver dans des situations qui le contraignent à poser des actes dépourvus de sens à ses yeux.

Nombreux sont les individus qui donnent du sens à leur vie sur un mode égocentrique : leur accomplissement personnel, leur bien-être, l'argent, le succès constituent les raisons significatives de leur existence. Pour beaucoup d'autres, le sens de la vie transcende leur propre personne - ce qui apparaît normal étant donné la nature originellement sociale de l'être humain - et ils le trouvent au-delà d'eux-mêmes, que ce soit dans les autres, dans l'amour, dans les enfants, dans l'accomplissement de quelque chose de durable pour la famille ou pour son propre pays, dans le travail bien fait ou encore dans la poursuite d'un idéal, dans la réalisation de valeurs auxquelles l'on croit. Pour d'autres, la vie actuelle ne prend de sens que dans sa prolongation après la mort, dans un au-delà où les imperfections seront comblées, dans une transcendance qui va au-delà des autres, du monde et de l'histoire. Pour la plupart des individus, beaucoup de ces aspects sont imbriqués ; on croit ainsi que sa propre vie mérite d'être vécue grâce à la réalisation soit de soi-même, soit encore de quelque chose qui va au-delà de sa simple personne, ou qui réponde à une conviction d'ordre religieux.

Penser que, même avec sa maladie, il est possible de parvenir à une réalisation et à un développement personnel constitue la base de l'épuisant parcours d'un malade, parcours lors duquel le malade est contraint de réactualiser, modifier et réorienter le sens qu'il donne à sa propre vie et à ses objectifs. Cette opération ne concerne pas uniquement les premières phases de la maladie, bien que le moment qui suit l'annonce du diagnostic soit extrêmement exigeant puisqu'il implique une cassure avec le passé. La maladie s'inscrivant dans une durée et progressant la plupart du temps, il arrive que les nouvelles significations que l'on avait trouvé pour son existence, dans lesquelles nous nous étions longuement investis, n'aient plus de sens. Il faut donc en trouver d'autres.

C'est pour cette raison que la recherche de sens nécessite un renouvellement périodique : lorsque la maladie s'aggrave, qu'elle nous oblige à délaisser notre emploi, qu'elle impose de nouvelles limites plus graves dans notre vie sociale, lorsqu'elle remet en cause les relations affectives, lorsqu'elle entraîne une invalidité visible et sévère ou encore, paradoxalement, lorsqu'apparaît une amélioration qui donne l'illusion d'une stabilisation future positive. L'important est que chacun puisse trouver des raisons valables pour lesquelles la vie mérite d'être vécue malgré la maladie, en tenant justement compte des limites qu'elle impose ou au contraire des possibilités, bien que minimes parfois, qu'elle nous offre. De cette manière seulement, il est possible de retrouver des objectifs dignes de notre investissement et de nos efforts. Parce que chaque individu est différent d'un autre, qu'il se distingue par ses capacités, son histoire, ses valeurs, sa maladie, ces objectifs et ces attributions de sens peuvent différer sensiblement d'une personne à une autre. Il faut respecter ces choix au lieu de les juger avec un présomptueux sentiment de suffisance sous prétexte qu'ils ne correspondent pas aux nôtres, en sachant que l'empathie la plus évoluée implique précisément la capacité à accepter des comportements, des vécus et des émotions différents de ceux que nous pourrions avoir dans une situation semblable.

En donnant un sens à nos actions et à notre existence, nous pouvons retrouver un sentiment de cohérence grâce auquel ce qui se passe apparaît comme compréhensible et gérable tout en représentant un défi digne de notre investissement. De nombreuses recherches ont démontré que cette cohérence est d'une grande importance dans la condition de maladie. Ce sentiment a également été identifié auprès d'individus ayant vécu une expérience de vie dramatique, comme par exemple les survivants des camps de concentration nazis étudiés par Antonovsky. L'incertitude par rapport à l'avenir et l'impossibilité, dans la majorité des cas, de prévoir l'évolution de la maladie risquent d'être destructeurs pour le malade. Ils entraînent en plus une recherche de sens – grâce à laquelle les actions retrouvent un ensemble de significations. Ainsi, même les actions les plus simples et insignifiantes en apparence et qui constituent les seules actions encore autorisées par la maladie, sont susceptibles d'être instaurées sans qu'on leur reproche d'être banales. Il est des moments ou même des stades dans la maladie lors desquels les moindres petits gestes, comme ceux de prendre soin de son corps d'un point de vue physique, revêtent une importance capitale, à condition que le malade puisse considérer ces gestes comme un moyen de réaliser son existence à ce moment. Ces mêmes gestes peuvent au contraire apparaître angoissants et avilissants pour un observateur externe ou pour le malade lui-même à un autre moment, quand on y voit surtout un manque ou une perte.

Dans la santé comme dans la maladie, échouer dans cette recherche de sens que l'on souhaite donner à sa propre vie est associé à la dépression, les deux s'entremêlant dans un cercle vicieux. Dans la société contemporaine actuelle, on ne saisit pas toujours l'importance de donner du sens à sa vie. On s'étonne ainsi de constater que les bonnes conditions matérielles qui caractérisent notre société et qui sont associées à une grande disponibilité des biens de consommation s'accompagnent d'un sentiment d'échec et de vide. On oublie que ce ne sont pas les objets qui ont le pouvoir de remplir une vie, mais bien les objectifs significatifs que l'on se donne, les biens matériels n'étant que des outils nous permettant de les atteindre. En ce sens, la disponibilité des outils, biens ou autres stimulations ne suffisent pas, en soi, à garantir sérénité et sentiment de plénitude. Le malade peut trouver des objets tels que le téléphone ou la connexion internet dépourvus de sens et d'attractivité, qu'il va utiliser avec beaucoup de satisfaction et de motivation, s'il perçoit ces objets comme étant des moyens utiles pour atteindre l'objectif significatif de rester en contact avec d'autres personnes malgré l'impossibilité de sortir de chez lui.

RECONSTRUIRE SON IDENTITÉ

Pour chaque individu, trouver un sens, une signification à sa propre existence n'est pas seulement une opération abstraite. Cela implique également de vivre et de s'impliquer concrètement dans quelque chose qui est subjectivement chargé de valeurs et que nous estimons pouvoir réaliser, aussi bien dans nos relations affectives que professionnelles et plus globalement dans la communauté dans laquelle nous vivons. C'est pour cette raison que le thème du sens que nous donnons à notre vie est étroitement lié à celui de l'identité et de l'auto-efficacité.

Considérons le premier aspect. Sans entrer dans la complexité d'une terminologie technique et de distinctions spécialisées, il est important de rappeler que l'identité ne se limite pas uniquement au sentiment de continuité et d'unité que chacun expérimente au cours de sa vie en dépit des mutations de son corps et des circonstances extérieures. L'identité fait également référence aux rôles sociaux, aux croyances, aux valeurs et par conséquent à tout ce dans quoi nous nous engageons pour donner un sens visible à notre vie : ainsi, un jeune homme peut être pour lui-même ou pour les autres à la fois un étudiant, un fils, un fiancé, un bénévole, un sportif. Si, d'un point de vue personnel, l'identité est expérimentée comme un vécu cohérent d'unité (chacun est toujours soi-même, qu'il soit dans son rôle professionnel ou dans celui de fils ou de parent), l'identité apparaît aux autres comme une croyance, un engagement dans certaines valeurs et une orientation vers une profession, un rôle, un accomplissement et ce, même lorsque nous sommes engagés dans différents rôles, à différents moments. En somme, l'identité se réfère à chacun de nous en tant que personne, exerçant un certain travail, poursuivant des objectifs personnels, ayant une certaine attitude envers la vie et qui privilégie certaines valeurs dans ses choix. Nous pouvons donc affirmer que l'identité résulte, d'une part, de l'interaction dynamique entre les besoins et compétences de l'individu et d'autre part entre les demandes et les sollicitations d'une société particulière. Il est à noter que, pour certains chercheurs, nous assisterions, dans la société actuelle «post-moderne», à une difficulté généralisée, pour un nombre croissant d'individus à structurer une identité stable et cohérente, ce qui prolongerait bien au-delà de l'adolescence une identité instable et indéfinie.

Le processus de construction de l'identité se déroule tout au long de la vie d'un individu. Pour tous, l'identité est enracinée dans l'émotion, comme une évaluation positive de soi. Elle émerge dans la relation sociale au sein de la famille d'abord, puis au sein de l'école, des amis, du travail et se développe comme un système dynamique et autorégulé au long des différents cycles de vie. Grâce à un processus d'auto-organisation, chaque individu parvient à maintenir un sentiment de continuité de sa propre identité malgré les modifications incessantes qui surviennent au niveau biologique et psychique. Pour la plupart des individus, l'identité est un système stable, sans être statique, qui se modifie au cours du temps de manière discontinue et réglée mais sans grande secousse. Il peut y avoir des moments de difficulté particulière, en partie liés à des modifications – normales bien qu'exigeantes – biologiques, psychologiques et sociales, comme une grossesse, la naissance d'un enfant, la ménopause et plus globalement le vieillissement et la mise à la retraite. Il s'agit cependant de moments que la plupart des gens dépasse grâce à un processus de restructuration active, de sorte que le sentiment de rupture et de dépaysement reste momentané.

Au contraire, la maladie chronique représente une césure importante dans notre sentiment d'identité, aussi bien au niveau physique que social, quant aux rôles que chacun occupe. Contrairement à ce qui se passe dans la maladie aigüe, il ne s'agit pas ici d'une condition transitoire, après laquelle il nous sera possible de redevenir celui que nous étions précédemment. Au contraire, la maladie chronique impose des changements inattendus (« j'étais au cœur de ma vie et je venais à peine de me marier »), rapides (« soudainement, un matin, je ne parvenais plus à marcher ») et durables (« mon état peut s'améliorer de courts instants mais je ne guérirai jamais »). Face à ces changements dramatiques, les régulations de son identité que chacun réalise tout au long de son existence, ne sont plus suffisantes. Des modifications plus profondes s'imposent, nécessitant un engagement important de la part de l'individu. Il s'agit de retrouver un sentiment de continuité et de cohérence au niveau psychophysique malgré les inefficacités et les handicaps progressifs ; il s'agit de redonner une signification aux relations sociales, elles-mêmes modifiées par la maladie (avec son conjoint, ses enfants, les membres de sa famille) ; il s'agit de chercher des objectifs réalisables, de revoir les valeurs qui avaient guidé jusqu'alors notre vie (comme l'argent, le succès, le travail). De plus, étant donné le fait que la maladie chronique évolue, le plus souvent, de crises récurrentes vers une détérioration lente et progressive, cette restructuration si complexe doit être renouvelée continuellement.

Dans ce cas aussi, il ne s'agit pas de quelque chose de totalement différent de ce qui se passe en tout individu. Toutefois, ce processus d'auto-organisation qui est opéré, pour la plupart des gens, tranquillement et sans à-coups à l'exception de quelques moments de crise, se présente comme étant plus ardu pour le malade chronique. Il doit donc être affronté avec une détermination et une conscience plus grandes. Pensons à la situation, tellement fréquente, du malade qui ne parvient plus à travailler : il devra trouver une nouvelle identité ainsi qu'un nouveau sens à donner à sa vie, car il perdra parfois un rôle social important et apprécié. Dans la mesure où le processus d'organisation de l'identité est une action aussi bien individuelle que sociale, les expériences et les possibilités de confrontation que le malade peut avoir avec les membres de sa famille et ses proches sont importantes, de même que celles qu'il peut avoir avec le système de soin et l'ambiance sociale au sens large. Le risque est que l'individu finisse par considérer que seule l'identité de malade lui est appropriée, à savoir l'identité d'une personne reconnue par la société comme improductive et inutile. Ce risque est particulièrement important lorsque la personne devient invalide et qu'elle est déclarée comme telle par une certification officielle qui, pour beaucoup de malades, est difficile à accepter. La crainte d'avoir une identité négative est présente même avant ; pour cette raison, certains malades vivent comme humiliante l'exonération des frais d'examens médicaux (qui est octroyée dans certains pays aux malades chroniques), qui semble établir, officiellement, leur différence.

Malheureusement, le système médical lui-même favorise souvent l'acquisition d'une identité de malade : le patient existe uniquement en tant que malade et non comme une personne au sens global. Les comportements qui enferment le malade dans ce rôle sont nombreux : on fait rarement appel à son activité. On préfère souvent qu'il ait une attitude condescendante et passive ; on ne lui offre aucune explication et les conditions nécessaires à la compréhension de ce qui est en train de lui arriver ne lui sont pas non plus offertes. Il est souvent désigné non par son nom, mais par celui de sa maladie.

Il ne faut pas oublier que le développement et l'action individuelle se déroulent dans un contexte social, qui peut favoriser ou, au contraire, limiter la recherche d'une nouvelle identité et d'un nouveau sens à sa propre vie. À cet égard, il existe aujourd'hui de nombreuses initiatives bénévoles qui peuvent aider le malade, à supposer qu'il le désire, à reconstruire sa propre identité en tant qu'individu utile et à retrouver un sens socialement reconnu et partagé dans sa propre vie. Dans les groupes formés par des bénévoles, la confrontation à d'autres personnes - par exemple des retraités - elles aussi impliquées dans la réorganisation de leur propre identité pour des raisons différentes de la maladie, peut constituer une aide considérable pour que le malade puisse trouver de nouvelles adaptations.

LE SENTIMENT D'AUTO-EFFICACITÉ : L'EXERCICE DU CONTRÔLE

Pour s'engager dans des actions significatives, chaque individu doit être convaincu de disposer des ressources nécessaires pour les affronter et les mener à terme. Par conséquent, trouver un sens à sa propre vie et concrétiser ce sens dans une certaine identité est étroitement lié au sentiment d'auto-efficacité : les nouveautés et difficultés peuvent se transformer en défis significatifs seulement si l'on est en mesure de les relever. La maladie, parce qu'elle se prolonge et surtout en raison des restrictions progressives qui l'accompagnent, met à rude épreuve le sentiment d'auto-efficacité qui, au cours des dernières années, est de plus en plus reconnu comme étant un des fondements du bien-être et du bon fonctionnement psychique. L'OMS a intégré l'auto-efficacité dans les compétences vitales (*life skills*) *:* sa maîtrise est considérée comme indispensable pour affronter de manière efficace les exigences et les changements de la vie quotidienne, ce qui permet, en conséquence, de réaliser une meilleure adaptation. Outre l'auto-efficacité, nous retrouvons parmi ces compétences la communication efficace, l'empathie, la pensée critique et créative, la gestion des émotions et du stress. Tout ceci nous démontre encore une fois qu'il y a une continuité entre la santé et la maladie et que les compétences nécessaires à toute personne pour une bonne adaptation sont encore plus importantes dans la maladie.

L'auto-efficacité a été définie par Bandura, chercheur qui a le plus approfondi ce concept, comme étant la croyance profonde en ses propres capacités d'organiser et de réaliser les actions nécessaires à la gestion adéquate des situations de manière à atteindre les objectifs prédéfinis. Bien que l'auto-efficacité soit souvent définie comme le fait de « savoir que l'on sait faire », il y a lieu de souligner sa composante affective qui, aux côtés de la composante cognitive, est exprimée à travers le terme « sentiment ». L'auto-efficacité renvoie à la conscience d'être en mesure d'atteindre un objectif en passant par toutes les étapes nécessaires. Elle renvoie aussi au sentiment de chaleureuse sécurité qui accompagne une telle conscience. Elle se différencie de l'estime de soi qui concerne plutôt l'évaluation globale que l'on fait de soi-même. L'auto-efficacité, elle, concerne la perception de ses propres capacités à affronter et à mener à bien une tâche spécifique dans un domaine particulier : par exemple, un individu peut avoir un bon sentiment d'auto-efficacité dans son activité professionnelle mais pas dans les relations affectives qu'il entretient avec son partenaire. Bien qu'il soit plus populaire, le concept d'estime de soi est trop global et générique et il s'est révélé peu utile d'un point de vue opérationnel, en particulier dans la maladie. Au contraire, faire référence au sentiment d'auto-efficacité s'est avéré beaucoup plus utile dans de nombreux domaines et en particulier dans les programmes qui visent le changement des habitudes dans les différentes maladies, comme par exemple pour arrêter de fumer ou pour commencer un régime alimentaire adapté.

Le sentiment d'auto-efficacité n'est certainement pas une prédisposition innée, ni acquise une fois pour toutes, mais plutôt une capacité d'autorégulation qui se modifie avec le temps et qui se construit à travers différentes expériences, grâce à une contribution importante de l'individu même. Un sentiment solide d'auto-efficacité trouve sa source en premier lieu dans les expériences de gestion efficace, à savoir celles dans lesquelles nous avons réussi à agir de manière cohérente par rapport à nos projets. Nous avons ainsi pu constater que nous sommes en mesure de concevoir et mettre en place des actions visant des objectifs prédéfinis tout en faisant face à des situations instables et imprévisibles. Observer d'autres personnes efficaces peut également constituer une source utile : si d'autres personnes parviennent à atteindre un objectif déterminé d'une certaine manière, nous pouvons aussi y parvenir et apprendre en suivant leur exemple. La persuasion aussi peut jouer un rôle important parce qu'elle soutient l'individu dans la conviction qu'il possède les capacités nécessaires pour mener à bien une tâche spécifique. Par conséquent, elle favorise un effort important et durable. Cette persuasion vient généralement de l'entourage. Mais elle peut aussi provenir de nous-même, à travers le souvenir de nos réalisations positives. En tous les cas, il ne s'agit pas de se dire de manière générale « je peux le faire », mais d'analyser concrètement le parcours qui va nous permettre de « pouvoir le faire ». En dernier lieu, mais pas moins important, le sentiment d'auto-efficacité se trouve renforcé par les états d'âme positifs – qu'il renforce à son tour lorsqu'il est élevé – alors qu'il peut inversement être réduit par des états d'âme négatifs tels que l'anxiété ou les affects dépressifs – qu'il peut favoriser lorsqu'il est carencé. En situation difficile, une conviction profonde en sa propre efficacité stimule la capacité à trouver des solutions tout en protégeant l'individu contre des pensées négatives et persécutrices ; dans le cas contraire, les scénarios négatifs que l'on anticipe mentalement accroissent l'anxiété et déforment l'évaluation des conditions, en entraînant une vulnérabilité plus grande et un moindre contrôle sur les événements extérieurs. En cas d'échec, le fait d'avoir un bon sentiment d'auto-efficacité stimule la mise en place de nouvelles tentatives en modifiant les stratégies adoptées, sans dépression ni sentiment d'inactivité.

Parmi les effets les plus dévastateurs d'une maladie chronique, nous trouvons la perte progressive du sentiment d'auto-efficacité dans les différents domaines de vie de l'individu : du travail aux affects, des amitiés aux loisirs. Chaque malade peut aisément trouver des exemples dans sa propre expérience : il y a tellement d'activités qui permettent de prendre conscience que l'on n'est plus capable de faire ce qui était devenu habituel auparavant. Le risque de tomber dans un cercle vicieux où le sentiment d'inefficacité se mêle à la colère et à la dépression est alors très élevé. Pour cette raison, de nombreuses études et expériences ont été menées afin de promouvoir le sentiment d'auto-efficacité du malade, aussi bien dans les domaines affectés par la maladie que dans les domaines encore intacts. D'un côté, il est important que le malade et ses proches évitent de solliciter un engagement dans des activités dont l'échec est probable. Cette expérience négative pourrait en effet amoindrir encore plus le sentiment fragile d'être capable d'affronter certaines situations. D'un autre côté en revanche, il faut aussi éviter que le malade ne restreigne davantage lui-même ses objectifs et activités, ce qui peut souvent se produire pour des raisons défensives. Cette restriction concerne aussi bien les domaines affectés par la maladie – où, en réalité, des accomplissements différents bien que limités seraient encore possibles – que les domaines restés intacts – souvent investis par un sentiment généralisé d'inefficacité, qui n'est pas justifié par les faits – dans lesquels l'on pourrait trouver de nouveaux espaces d'accomplissement capables de compenser ceux qui sont perdus.

Mon expérience me laisse penser que la promotion du sentiment d'auto-efficacité dans les différentes situations que l'on affronte au quotidien devrait constituer une priorité autant pour le malade que pour son entourage et le système de santé tout entier. Il s'agit, en effet, de réaliser très concrètement la bonne adaptation et le bon développement, dont on a parlé précédemment, en partant de l'analyse lucide et objective des restrictions imposées par la maladie tout autant que des opportunités restantes. Le premier pas consiste donc à se demander, en toute honnêteté et sans se leurrer, quelles sont les capacités dont nous disposons et quelles sont les restrictions qui nous limitent, d'un point de vue physique, émotionnel, cognitif et social. Il s'agit d'établir ce que nous sommes encore en mesure de faire et ce que nous ne sommes plus capables de faire, non de manière générale, mais par rapport à des domaines spécifiques d'accomplissement personnel et des objectifs pertinents relatifs à la famille, au travail et aux relations sociales. La réponse peut être très différente selon les domaines examinés. Cette analyse peut nous pousser à revoir nos objectifs si l'évaluation que l'on en fait nous amène à constater qu'ils ne sont plus à portée (par exemple, lorsque la maladie nous empêche de poursuivre nos activités professionnelles et qu'elle nous contraint à une retraite anticipée). Ainsi, il nous est possible de retrouver d'autres objectifs, toujours significatifs d'un point de vue personnel, comme d'autres activités professionnelles plus réduites, d'autres intérêts, ou encore du bénévolat. Dans tous les cas, il existe une forte corrélation entre le sentiment d'auto-efficacité et le fait de trouver un sens à sa propre vie puisque cela se traduit par des actions significatives dans lesquelles nous faisons l'expérience d'une efficacité suffisante.

Le second pas, qui est bien souvent négligé au quotidien par toute personne saine aussi bien que les malades, consiste en l'identification de stratégies spécifiques et de modalités plus propices à la réalisation des objectifs. Cet aspect est étroitement lié au premier dans la mesure où il est impossible, concrètement, d'identifier des objectifs si on ignore comment les atteindre. C'est pour cette raison que toutes les expériences et interventions dont le but est de promouvoir l'auto-efficacité chez les malades chroniques insistent sur la nécessité de choisir des objectifs extrêmement précis, clairement identifiables et dont on peut identifier les modalités nécessaires à la réalisation. Par conséquent, il ne s'agit pas de se dire d'une manière générale « je veux me réaliser de moi-même », mais bien « je veux réussir dans cette tâche spécifique que j'ai estimée à ma portée à travers ces étapes successives », comme, par exemple, partir en vacances. En effet, identifier des objectifs intermédiaires permettant d'atteindre l'objectif final est indispensable. L'étape suivante consiste en l'évaluation de son propre comportement quant à la réalisation de l'objectif pour permettre les ajustements nécessaires. Dans ces diverses analyses, l'échec n'est plus un motif de découragement mais il se transforme en levier de changement et permet de trouver de meilleures stratégies pour réaliser les objectifs fixés.

Il faut souligner que toutes ces opérations sont à renouveler régulièrement, de manière récurrente et pertinente, pas seulement pour des petits ajustements, mais parallèlement à chaque aggravation de la maladie. Le malade doit donc accomplir un effort psychologique épuisant, en particulier dans les pathologies progressives comme la sclérose en plaques, pour adapter continuellement ses objectifs et ses comportements à l'accroissement des restrictions imposées par la maladie. Il faut accepter que son propre corps se modifie – et certainement pas dans le sens d'une amélioration – pour retrouver de manière flexible et créative une nouvelle adaptation dans son rapport à la réalité. Bien que cette opération soit épuisante et parsemée de moments de crise et de régression, moments qui ne doivent effrayer ni le patient ni sa famille, elle permet de vivre au mieux ses propres possibilités, même lorsqu'elles sont réduites au maximum. Il ne faut pas oublier, en effet, que les actions significatives que nous accomplissons ne sont pas seulement le reflet de l'image que nous avons de nous-même : elles nous aident à la construire et la modèlent. C'est pour cela que les liens entre attribution de sens, identité et auto-efficacité sont très étroits.

LE STRESS

Le terme « stress » s'est largement diffusé dans le langage ordinaire. Il y a acquis la signification générale d'une expérience fatigante et difficile, source d'anxiété et de tensions. Toujours dans le langage ordinaire, on souligne souvent l'importance d'éviter des événements stressants pour échapper aux conséquences négatives que le stress peut avoir sur la santé physique. De ces discours, nous pouvons tirer la conclusion erronée que la seule chose qu'il est possible de faire pour éviter les effets négatifs du stress est d'éviter au maximum tout ce qui peut en être l'origine. En ajoutant que la meilleure défense contre toutes les angoisses inhérentes à la vie humaine est une attitude d'indifférence, à la limite d'une légère stupidité. Cette manière de considérer et d'affronter le stress, répandue bien que tout à fait erronée, ne trouve aucun fondement dans la psychologie. Elle laisse de plus les individus totalement dépourvus face à la maladie, en particulier face à la maladie chronique. Dans cette situation, il n'est pas possible d'échapper à la maladie : elle est non guérissable et il n'y a parfois aucun traitement pour les symptômes les plus graves. Il est alors impossible de faire semblant de ne pas être malade, sauf peut-être pendant de brefs instants : les limitations, la souffrance, les rechutes sont présentes au quotidien pour nous rappeler notre condition.

Dans la maladie chronique, la première cause de stress provient de la maladie elle-même, avec ses troubles, ses restrictions, les renoncements qui en découlent, l'incertitude qui guette l'avenir, la douleur qui souvent l'accompagne et les tensions qu'elle crée dans la vie sociale. Les réactions émotionnelles telles que la colère, le désespoir – qui sont favorisées par la maladie et son évolution – agissent à leur tour comme de nouveaux agents stressants. Cependant, il ne faut pas sous-évaluer d'autres sources indirectes de stress. En premier lieu, nous retrouvons les contrôles médicaux, qui renouvellent la crainte d'une aggravation de la maladie et parfois la confirment. En général, toutes les pratiques médicales et les thérapies constituent, en soi, une source de stress : elles représentent une intrusion dans son propre corps, obligent à se rendre dans des établissements médicaux parfois éloignés, supposent la confrontation avec des personnes étrangères, pas toujours compréhensives, et comportent des interventions douloureuses ou tout au moins désagréables qui imposent le respect des rythmes et délais non naturels. À cela il faut ajouter les pratiques administratives fréquentes qui, en raison de leur complexité et de leur évidente inutilité, constituent une source de stress importante, qui pourrait être facilement réduite mais qui continue d'être ignorée.

Le malade chronique est-il donc condamné à succomber au stress ? La réponse à cette question est certainement négative, mais pour comprendre pourquoi, il est nécessaire de s'arrêter un instant sur ce que l'on entend exactement par le terme « stress » d'un point de vue médical et psychologique pour ensuite examiner les modalités les plus adéquates pour faire face au stress : c'est ce qu'on désigne dans la littérature spécialisée par le terme « coping ». D'après la définition classique de Hans Seyle, le stress peut être défini comme « un syndrome général d'adaptation », qui mobilise tout l'organisme dans la confrontation aux agents extérieurs de différentes natures (en allant des stimuli physiques et biologiques jusqu'aux stimuli psychologiques et sociaux) auxquels il est confronté et qui le mettent en danger. Ce syndrome est défini comme étant « général » parce qu'au-delà des effets spécifiques, caractéristiques de chaque agent stressant, des effets non spécifiques apparaissent. Ils concernent l'organisme dans sa totalité et sont sensiblement identiques qu'elle que soit la cause, physique, biologique ou psychologique, qui a généré cet état de stress. Dans un premier temps, l'organisme réagit en passant par un état d'alarme, phase qui a pour objectif l'activation massive des ressources contre l'ennemi afin de rétablir, le plus rapidement possible, un état d'équilibre et de bien-être. Les modifications générales concernent tout l'organisme – système nerveux central, système neurovégétatif, système hormonal et immunitaire – avec une implication particulière de l'axe constitué par l'hypothalamus, l'hypophyse et les surrénales. En raison de l'importante activation qu'elle déclenche, cette réponse est adaptative uniquement si elle est temporaire. Si, en revanche, elle se prolonge dans le temps, elle devient pathogène. Aucun organisme ne peut supporter longuement une phase d'alarme, ni tolérer un état chronique d'activation intense. En effet, une exposition prolongée s'avère incompatible avec la survie. Ainsi, si l'agent stressant persiste, une seconde phase, la phase de résistance, apparaît, elle aussi caractérisée par des modifications profondes de l'organisme tout entier. Enfin, si l'agent nocif perdure, apparaît la phase d'épuisement dans laquelle l'organisme, qui ne possède pas une capacité infinie d'adaptation, entre dans la phase finale d'épuisement et de mort.

Dans le langage ordinaire, lorsque l'on parle de stress l'on se réfère surtout à des causes d'origine psychologique et sociale. Les réponses mises en place face à ce type de stress soulignent l'unité psychophysique de l'être humain dans laquelle les aspects psychologiques et biologiques sont étroitement liés. En effet, les agents stressants psychologiques et sociaux, tels que les conflits, frustrations, relations interpersonnelles difficiles, donnent lieu à des réponses physiologiques tant générales (comme par exemple, l'activation de l'organisme) que spécifiques, comme l'augmentation de la tension artérielle. Les premières études ont examiné prioritairement les réponses biologiques centrales et périphériques ainsi que l'activation de différentes réponses émotionnelles : colère, peur, inactivité. On a ainsi pu démontrer la fonction adaptative, à très court terme, des modifications physiologiques profondes qui accompagnent les réponses émotionnelles : elles ont pour objectif de préparer l'organisme à la lutte, la fuite ou encore à l'immobilité. Parallèlement ont été mis en évidence les risques d'une activation physiologique prolongée et le lien qu'elle peut avoir avec des troubles psychosomatiques définis comme tels parce qu'ils se manifestent sur un plan somatique alors que leur origine est psychique. En effet, les maladies psychosomatiques sont attribuables à une activation émotionnelle négative prolongée et importante, qui ne trouve aucune autre expression ni aucune résolution. Une interprétation superficielle et déformée de ces découvertes a parfois porté à conclure que l'expression émotionnelle ne doit jamais être entravée et qu'il suffit de permettre aux émotions d'être exprimées pour affronter le stress de manière positive.

Le progrès des recherches a amené au résultat toujours plus clair que les agents stressants auxquels l'être humain est confronté ne donnent pas nécessairement lieu à des réponses physiologiques automatiques ainsi qu'à des émotions indifférenciées. C'est le psychisme de chacun qui va jouer le rôle de médiateur tant dans l'évaluation de l'agent stressant que dans les réponses émotionnelles et comportementales. Cette médiation implique la partie la plus évoluée du cerveau, à savoir le néocortex, et pas uniquement les parties les plus archaïques qui sont d'autant plus actives que la réponse émotionnelle est primitive. C'est l'individu qui, en premier lieu, va évaluer un agent stressant en tant que tel : en d'autres termes, ce n'est pas tant le stimulus en soi qui importe, mais bien la signification que chacun va lui donner. Même s'il existe des situations, telles que les guerres ou les catastrophes naturelles, qui constituent une source de stress pour tout le monde, l'élément capital reste la valeur (négative, neutre ou positive) que l'individu attribue à un stimulus donné. Ainsi, des stimuli, même graves, peuvent être évalués différemment selon les individus, comme représentant quelque chose d'insurmontable, de surmontable voire même d'utile, ce qui, par conséquent, donne lieu à des réponses physiques, psychologiques et comportementales différentes. L'évaluation de la gravité d'un agent stressant se base autant sur le souvenir et sur la comparaison avec d'autres expériences passées, identiques ou similaires, que sur une analyse des ressources actuellement disponibles pour y faire face. L'évaluation du stimulus, en d'autres termes, n'est pas la répétition pure et simple des apprentissages du passé, mais elle dépend aussi des possibilités actuelles de faire face à l'agent stressant. Dans ce contexte, l'état émotionnel actuel joue un rôle important. En effet, des émotions dysphoriques peuvent filtrer l'évaluation de la réalité, dans une spirale croissante d'attributions négatives, de fortes réactions biologiques et de réponses comportementales appauvries. À cela, il faut ajouter l'être humain en tant que tel, qui, parce qu'il possède des caractéristiques cognitives spécifiques, peut se remémorer certaines expériences traumatiques, comme un accident. Il peut aussi anticiper ce qui n'est pas encore présent, par exemple, l'anxiété pour un examen médical, anticipation susceptible d'amplifier l'exposition à des agents stressants encore absents mais évoqués mentalement et psychologiquement importants. Pour ces raisons, on estime sans valeur les listes d'agents stressants (du divorce au déménagement) dont on s'est souvent servi par le passé pour évaluer la gravité du stress auquel une personne est soumise et qui sont parfois reproposées par les journaux et magazines. En effet, les réponses données par différents individus aux mêmes agents stressants sont fortement individualisées et différenciées.

FAIRE FACE AU STRESS

La psyché individuelle ne se limite pas à l'évaluation des causes du stress : elle peut exprimer les émotions suscitées par une situation stressante de manière symbolique grâce à la parole et à l'imagination. Elle peut aller encore plus loin : penser à des modalités pour affronter et dépasser des situations de stress en trouvant de nouvelles adaptations. C'est pourquoi l'intérêt des psychologues s'est déplacé dans les dernières décennies : il se portait avant sur l'analyse des spécificités des agents stressants alors que maintenant, il concerne la spécificité de l'individu confronté au stress. Une attention toute particulière a donc été portée à certains aspects étroitement liés : d'une part, les défenses qui se mettent en place face au stress et ses modalités de gestion (*coping*) et d'autre part, les caractéristiques des résistances et de force d'âme qui permettent à certaines personnes de ne pas être affectées par des situations gravement stressantes en leur permettant de transformer ces situations en stimuli visant un accroissement personnel.

À ce propos, les psychologues utilisent aujourd'hui le terme de « résilience », repris dans l'étude de la structure des matériaux où il désigne la propriété des métaux soumis à différentes forces à revenir à leur état initial. En psychologie, ce terme ne fait pas seulement référence à la résistance face à l'adversité. Il se réfère également à la capacité d'affronter des situations difficiles avec flexibilité et créativité tout en trouvant de nouvelles adaptations et occasions de développement.

Le terme anglais *resilience* est souvent traduit par « résilience », mais j'estime que « une force d'âme » en constitue la meilleure traduction. Les études à ce sujet confirment le fait que, même en étant confronté à une situation extrêmement menaçante et durable, similaire à celle que l'on retrouve dans la maladie chronique, il est possible de mettre en place une réponse adaptative, voire même une réponse permettant d'accroître le développement personnel. Mais pour que cela soit possible, il faut prêter une attention particulière aux stratégies et aux mécanismes de défense qui sont mobilisés face à une situation stressante ; certains d'entre eux sont utiles alors que d'autres peuvent s'avérer dangereux et induire des stratégies de coping inefficaces dans le cas de la maladie chronique.

Sans faire un inventaire de tous les mécanismes de défense, ce qui serait trop long et inadapté étant donné l'objectif de cet ouvrage, il faut rappeler que les stratégies ayant prouvé leur efficacité sont celles qui sont centrées sur le problème (comme la recherche d'informations, de solutions créatives pour dépasser et contourner des obstacles ou encore l'identification d'objectifs de substitution), et qui, par conséquent, font davantage appel aux processus cognitifs. Les stratégies émotionnelles, au contraire, basées en grande partie sur l'expression incontrôlée des émotions et sur la réduction immédiate d'un malaise émotionnel (comme éviter par exemple de se rendre à un contrôle médical ou recourir à des substances psychoactives telles que l'alcool) se sont avérées inefficaces.

Puisque le stress n'agit pas uniquement sur les aspects psychologiques, mais aussi physiques, les techniques de relaxation qui permettent de réduire l'activation émotionnelle ne doivent pas être négligées. En raison du lien étroit et indissociable entre corps et esprit, il est possible d'agir sur l'importante activation physiologique suscitée par l'émotion afin de réduire le malaise qui en découle à l'aide d'exercices volontaires qui agissent par l'intermédiaire du système nerveux autonome sur la respiration, le tonus musculaire et la tension artérielle. Il s'agit de techniques telles que le training autogène, qui associent de simples exercices de respiration à la visualisation de son propre corps et éventuellement d'images relaxantes et positives. Ces techniques n'ont rien de mystérieux ni d'ésotérique : si elles sont pratiquées avec constance, elles se révèlent très utiles pour éviter l'excès d'activation émotionnelle dans des situations particulièrement anxiogènes. De plus, elles contribuent grandement à l'accroissement du sentiment d'auto-efficacité dans le contrôle de son propre corps, souvent si carencé, du malade qui est exposé aux caprices de sa maladie et à l'intrusion des pratiques médicales.

Les techniques de relaxation devraient être enseignées à tous dès l'enfance parce qu'elles constituent un outil extrêmement utile pour ce qu'on appelait, jadis, « l'hygiène mentale », expression désuète mais efficace. Ces techniques permettent en effet de recourir, en toute circonstance de la vie où l'activation émotionnelle est importante et déstructurante, à un instrument simple et prêt à l'emploi pour ne pas en être ébranlé. C'est une opportunité que tout le monde devrait avoir à sa portée. À nouveau, on met en évidence le fait que la distance qui sépare un individu malade d'une personne saine n'est pas aussi importante que ce que l'on imagine.

À la relaxation sont associées diverses techniques de méditation qui ont, elles aussi, démontré leur efficacité. Nombreuses sont les cultures et religions qui prévoient des moments de méditation plus ou moins profonde induite par différentes techniques et situations (yoga, prières). Les études les plus récentes ont mis en évidence les dimensions neurophysiologiques et notamment les modifications de l'activité électrique et l'activation des différentes localisations cérébrales. La méditation ne conduit pas uniquement à un état de relaxation physique, ce qui en soi est déjà significatif : elle permet en plus de prendre mentalement des distances par rapport aux tensions et aux pensées anxiogènes. Dans la maladie également, ce détachement favorise une évaluation plus sereine et permet d'activer des modalités et des défenses plus adéquates pour y faire face. Au renforcement de ces effets bénéfiques peut aussi contribuer le sentiment de partage et d'esprit de communauté, comme ceux qui sont inspirés par l'appartenance religieuse.

En ce qui concerne les mécanismes de défense, les êtres humains ont en commun avec les animaux la fuite, l'attaque et l'immobilité. Celles-ci constituent des modalités physiques extrêmes qui se mettent en place lorsqu'aucun autre moyen n'apparaît pour faire face à une situation problématique. Toutefois, étant donné que l'être humain est doté d'une capacité de pensée et qu'il peut donc élaborer des mécanismes de défense d'ordre cognitif, ces modalités de réponses physiques ne sont pas les plus fréquentes. La fuite peut ainsi se réaliser à travers le rêve ou l'imagination, tandis que l'attaque peut se traduire dans des formes verbales, en passant par l'insulte légère, jusqu'à l'ironie et la satire. Les mécanismes de défense sont nombreux et ne peuvent être évalués dans l'absolu comme étant positifs ou négatifs, bien que certains d'entre eux présentent de grands risques en raison de leur caractère primitif. Leur positivité dépend de la situation contingente et de leur durée : en définitive, s'ils s'avèrent utiles pour obtenir une meilleure adaptation et un meilleur développement individuel, à un moment donné de la vie d'un individu.

Le déni, par exemple, est un mécanisme extrêmement primitif et potentiellement dangereux parce qu'il empêche de prendre acte de la réalité, condition qui est pourtant nécessaire pour trouver des modalités adaptées pour l'affronter.

Malgré cela, le déni est non seulement fréquent dans certaines situations, mais il ne peut être considéré comme pathologique à condition qu'il soit temporaire. Le déni est très fréquent dans les premières phases de la maladie, surtout au moment de l'annonce du diagnostic : le malade s'accroche à n'importe quoi (comme des erreurs médicales improbables ou des évaluations erronées de la part du médecin) pour croire que ce qui est en train de lui arriver n'est pas vrai. Le déni peut être favorisé par l'incertitude objective et par les difficultés à poser un diagnostic, difficultés qui souvent accompagnent de nombreuses maladies chroniques dans leurs phases initiales.

Au début de la maladie surtout, l'individu a besoin d'un peu de temps pour intérioriser une vérité, difficile à accepter, et pour restructurer sa manière de penser et de sentir afin de tenir compte de façon la plus réaliste possible, des nouvelles conditions physiques dans lesquelles il se trouve. Le mécanisme de défense que constitue le déni est pourtant extrêmement primitif et immature. Il ne peut fonctionner longtemps sans devenir pathologique : une personne intègre d'un point de vue mental entretient un rapport avec la réalité qui ne peut lui permettre de nier ce qui apparaît, de toute évidence, comme les symptômes de la maladie, son aggravation ou encore les résultats des différentes analyses médicales. De plus, la réalité niée continue d'exercer son influence. Par conséquent, le mécanisme du déni ne peut conduire avec le temps à aucune adaptation.

Un autre exemple nous est donné par la régression qui comporte, par définition, un retour en arrière dans une direction contraire à celle du développement. Pourtant, même si elle implique un appauvrissement de la personne et un retour à des modalités plus primitives caractéristiques d'un stade moins évolué (comme s'adonner, par exemple, à des tâches plus simples ou se comporter de manière plus infantile), la régression peut être utile si elle représente une pause transitoire d'interruption et de réassurance. Des moments de régression sont parfois nécessaires à condition qu'ils restent limités dans le temps et dans leur profondeur, pour parvenir ensuite à des modalités plus structurantes, organisées et adaptatives dans la gestion de la réalité.

L'agressivité aussi, qui est stérile et nocive si elle est dirigée contre soi-même, les membres de sa famille ou le personnel médical peut être canalisée et déplacée sur des objectifs utiles, devenant ainsi une énergie qui permet de contrecarrer tout élément qui entrave le bien-être. Tous les malades savent combien d'énergie et de force d'âme sont nécessaires dans les situations difficiles. Ce n'est d'ailleurs pas par hasard si l'on parle souvent, dans le langage commun, d'une lutte contre la maladie. Je partage toutefois à ce sujet les critiques faites par ceux qui mettent en garde contre l'utilisation de métaphores de guerre : elles superposeraient un malade toujours en lutte, toujours combatif et en première ligne, ce qui signifie concrètement qu'on le voudrait toujours prêt à se soumettre à de nouveaux traitements souvent effroyables bien qu'incertains, sans n'avoir jamais de doute ni de défaillance. C'est là une vision trop exigeante du rapport avec la maladie : elle protège surtout de l'anxiété ceux qui côtoient le malade et ignorent la nécessité récurrente de moments de pause et de retrait, qui ne sont pas nécessairement des moments de faillite ni de défaite. Même la dépression, qu'on abordera en profondeur plus tard, peut être considérée dans certaines conditions comme un mécanisme de défense utile parce qu'elle permet de se retirer momentanément de la réalité, de prendre des distances et de se donner le temps d'élaborer des modalités de réponse plus évoluées. Malgré ces réserves, il reste indiscutable qu'une attitude active est indispensable pour trouver des défenses adaptatives et un meilleur développement.

L'important, c'est que chaque malade réussisse à trouver, avec le temps, les défenses qui vont lui permettre de mieux réaliser un développement personnel malgré les limites imposées par la maladie.

Ces limites doivent au contraire être utilisées au mieux, tout en rappelant que les modalités de défenses les plus utiles sont celles qui se focalisent sur la résolution de problèmes plutôt que sur la simple expression du malaise émotionnel.

III.

La souffrance a toujours revendiqué sa place
et ses droits,
peu importe sous quelle forme elle se présente.
Ce qui compte, c'est la façon de la supporter,
savoir lui assigner sa place dans la vie
tout en continuant à accepter cette vie.

La foule des soucis vous saute parfois dessus
comme de la vermine.
Eh bien, on n'a qu'à se gratter un peu,
cela enlaidit peut-être,
mais il faut bien se débarrasser des indésirables.

Hetty Hillesum, *Une vie bouleversée, 1941-1943*

TOUT EST DE SA FAUTE

La culpabilisation du malade est fréquente, qu'elle provienne des membres de la famille, des amis, des connaissances, du personnel médical ou encore du malade lui-même. Nous avons tous une attitude ambivalente envers les malades et nous avons tendance à considérer que ce qui leur arrive n'est pas le fruit du hasard, mais une conséquence de leur comportement. En d'autres termes : « Ils l'ont cherché». Ce raisonnement constitue une défense contre la possibilité effroyable que ce qui leur arrive peut aussi nous arriver. Comme nous l'avons déjà vu, l'esprit humain accepte difficilement l'idée du hasard. Il cherche à remettre de l'ordre dans ce qui arrive, à trouver des explications aux événements dramatiques ou simplement inhabituels : l'attribution d'une responsabilité au malade s'inscrit dans ces tentatives. Il s'agit donc d'un raisonnement primitif utilisé comme une propre défense, à travers lequel « l'utopie d'un monde juste » est entretenue. Selon cette conviction infantile, qui perdure souvent à l'âge adulte, les événements se produisent en toute équité et les victimes d'événements inexpliqués sont, en réalité, d'une manière ou d'une autre responsables.

Cette manière de raisonner et de se défendre entraîne souvent une déformation des informations épidémiologiques. Il est vrai que certains individus ont eu recours à de mauvais styles de vie (une mauvaise alimentation) ou à des comportements à risque (la consommation de tabac) qui sont reconnus comme des causes concomitantes du développement de certaines maladies. Le comportement de ces individus a effectivement augmenté la probabilité de développer certains troubles. Mais justement, il s'agit bien de probabilités et non de causalité linéaire. Personne ne peut saisir la complexité des liens entre les très nombreuses variables, d'origine différentes (biologiques, environnementales, individuelles) impliquées dans le déclenchement de la maladie chez un individu précis.

La culpabilisation du malade n'est pas une nouveauté et, dans l'histoire, la maladie apparaît souvent comme une punition divine non seulement sur l'individu même, mais parfois aussi sur des populations entières, comme ce fut le cas en Europe pour les grandes épidémies de peste. Dans les dernières années, nous avons vu apparaître une culpabilisation cautionnée par la psychologie comme s'il s'agissait de connaissances scientifiques. C'est le fruit d'une interprétation déformée de l'importance que les disciplines psychologiques attribuent à l'unité psychophysique de la personne ainsi qu'au rôle central de l'individu dans la gestion de son stress et de sa propre santé. Ces découvertes, qui sont certainement très importantes pour l'activation d'une personne malade, risquent en effet de se retourner comme un boomerang précisément contre le malade si elles sont mal comprises ou présentées de manières déformées. Il est fréquent qu'un malade soit présenté, plus ou moins explicitement, comme étant coupable de sa maladie en raison de son comportement et de son incapacité à affronter les difficultés de la vie.

En recourant à une vulgarisation sauvage de la psychologie et parfois volontairement manipulatoire, il est fréquent de transmettre au patient le message que la maladie est la conséquence de son incapacité à maîtriser son stress et à réagir sans dépression et sans agressivité à l'adversité de la vie. Ces affirmations ont un pouvoir dévastateur sur le malade et elles provoquent un inconfort total : il est victime et en même temps coupable de la maladie qui s'est abattue sur lui.

Je me rappelle de l'angoisse d'une femme, opérée depuis peu d'un cancer du sein et engagée dans un lourd traitement, à qui une assistante sociale disait qu'elle aurait mieux fait de s'interroger sur elle-même, sur sa propre vie et sur ses propres relations pour comprendre « pourquoi elle avait cherché ce cancer ». Malheureusement, cette phrase témoigne d'une interprétation superficielle, déformée et déterministe des études qui portent sur le système individuel et sur les relations existantes entre corps et esprit, entre psychisme et maladie, études qui sont au contraire, extrêmement sérieuses. Ces recherches montrent qu'il y a une relation entre activité mentale, comportements et attitudes, hormones du stress et activation du système immunitaire. Par exemple, il est statistiquement prouvé que certaines personnes développent plus facilement un cancer dans les deux ans qui suivent un important deuil. La dépression psychologique est liée à une dépression du système immunitaire, ce qui, avec la présence d'autres facteurs de risques souvent inconnus, biologiques et environnementaux, augmente la probabilité de développer une tumeur. Nous pouvons donc affirmer qu'il existe une relation de probabilité, dont le degré est variable, entre la dépression et le cancer. Cependant, il n'est pas possible d'affirmer de façon déterministe que la dépression provoque le cancer. Il l'est encore moins de penser qu'un individu ait développé un cancer parce qu'il est incapable de faire face à un deuil.

Malheureusement, de nombreux malades sont tourmentés et ruminent leur propre responsabilité dans le déclenchement de la maladie, perdant ainsi beaucoup de ressources qu'ils pourraient dédier plus efficacement à la recherche d'une manière leur permettant de vivre pleinement le moment présent. Une des conséquences nocives des explications psychologiques gratuites est d'attirer l'attention du malade sur des éléments du passé : ceci est tout à fait inutile à partir du moment où la maladie est déclenchée et qu'aucun retour en arrière n'est possible. Il en découle différents sentiments de culpabilité, de ruminations et de dépression qui rendent difficile la mobilisation des ressources nécessaires à la survie et au développement actuel, malgré la maladie.

La dépression, comme nous le verrons plus loin, est précisément caractérisée par un style explicatif qui attribue la cause des événements négatifs à soi-même. C'est aussi le cas pour les événements qui sont le résultat du hasard et sur lesquels aucun contrôle n'est en réalité possible. Ces attributions augmentent démesurément le sentiment d'impuissance qui souvent aggrave la dépression. De plus, la défense que l'on peut mettre en place contre ce genre d'explications peut conduire l'individu à refuser une implication quelconque dans le présent quand il serait justement opportun de s'y impliquer totalement pour affronter au mieux la condition actuelle.

En d'autres termes, le malade refuse l'idée selon laquelle il peut agir pour se sentir mieux. Ce refus apparaît comme une défense contre le sentiment d'avoir mis en place des actes qui sont à l'origine de la maladie actuelle. De cette manière, il n'agit pas dans le présent, sur ce qu'il peut réellement contrôler, ce qui augmente encore plus le sentiment d'impuissance. Ainsi se met en place un cercle vicieux entre la culpabilisation, le sentiment d'impuissance, la dépression et l'inactivité rendant quasi vaines les possibilités d'affronter la maladie de manière constructive.

Pour ces raisons, il faudrait être extrêmement sévère face à la culpabilisation du malade, surtout lorsqu'elle est présentée avec une assurance scientifique : en réalité, la culpabilisation est scientifiquement non fondée et dommageable. Face à la maladie, ce qui compte c'est de vivre dans le présent et de l'affronter de la meilleure manière possible, qu'elle qu'en ait été la cause – et personne ne peut prétendre la connaître avec certitude. Il importe aussi de bien tenir compte du fait que l'évolution de la maladie est en grande partie incontrôlable ; dans le cas contraire, la maladie serait prévisible et curable. En d'autres termes, on ne guérit pas d'une maladie chronique à force de volonté, comme malheureusement parfois quelqu'un dit et écrit, mais on peut vivre mieux en tant que malade grâce à la volonté et à la force de l'esprit.

LA DOULEUR

La douleur physique, quelle qu'en soit l'origine, est toujours une expérience psychologique qui touche la subjectivité de l'individu. Dire « j'ai mal au pied » ne signifie pas uniquement constater que quelque chose se passe dans notre corps comme si c'était une réalité extérieure (comme lorsque nous constatons « j'ai le pied en feu »). Cela signifie faire l'expérience psychologique de quelque chose d'important d'un point de vue personnel. C'est dans la douleur qu'apparaît l'union indissociable de l'unité somato-psychique, unité qui a été fragmentée dans les modèles théoriques pour une clarté d'analyse mais qui doit rapidement être recomposée au moment du traitement.

L'expérience psychologique de la douleur comporte plusieurs éléments. Le premier est l'émotion, dans sa valeur négative. Mais la douleur n'est pas seulement une émotion : comme pour chaque expérience humaine, les aspects émotionnels, cognitifs et sociaux sont indissociablement liés. C'est ainsi que la perception de la douleur peut varier en fonction de nos attentes et objectifs. L'athlète qui aspire à une victoire qu'il sent proche peut ne sentir aucune douleur musculaire, par exemple, alors qu'elle pourrait lui être intolérable à d'autres moments. De la même manière, un malade peut supporter facilement une douleur violente la première fois, pensant qu'elle est transitoire et qu'elle peut guérir ; si cette même douleur persiste et qu'elle réapparaît continuellement, elle lui paraîtra bien plus pénible.

Les aspects sociaux sont également importants. Une même douleur peut être vécue de manière très différente selon qu'on est seul ou en présence d'autres personnes. La douleur peut par exemple nous paraître plus légère si l'on se sent soutenu ou si notre attention est détournée par la présence d'autrui ; au contraire, cette douleur peut s'exacerber justement parce que l'attention des autres se focalise dessus.

En plus de la perception de la douleur, il est nécessaire de considérer ses manifestations qui sont grandement influencées par la présence des autres. Ces deux aspects sont étroitement liés parce que l'expression de la douleur, comme l'expression d'une émotion, modifie l'expérience même que nous en avons. Imaginons par exemple un enfant qui ne pleure pas lorsqu'il tombe sans être vu alors qu'il s'effondre en larmes dès qu'un adulte s'approche pour le consoler. Ces deux expériences sont subjectivement différentes. Chez l'adulte, les choses sont bien plus complexes et diversifiées : elles sont liées au développement, à l'identité, à l'image que l'on souhaite donner dans différentes situations sociales. Ainsi un adulte peut se permettre de montrer ses larmes à un ami qui le console et retirer un soulagement de sa douleur grâce à cette manifestation. Mais il n'exprime pas certaines émotions lorsqu'il est en présence d'autres personnes, vivant l'éventuel intérêt de ces dernières comme dérangeant.

Il faut ajouter à cela le fait que l'expression de la douleur est régulée par des codes culturels : il est presque banal de rappeler que dans les populations méditerranéennes, l'expression des émotions est beaucoup plus exubérante que dans les populations du nord de l'Europe. Dans une culture variée et complexe comme la nôtre, dans laquelle des individus de provenance différence cohabitent l'expression de la douleur peut en effet être extrêmement différente et causer des incompréhensions, des accusations non fondées de froideur ou, au contraire, de théâtralité. Ces éléments nous permettent de comprendre que l'expérience de la douleur est profondément subjective et changeante chez un même individu ; c'est la raison pour laquelle les clés de sa compréhension résident dans la relation et le dialogue. En somme, nous ne pouvons faire confiance à des indicateurs externes valides pour mesurer la douleur.

La capacité à éprouver une douleur lorsqu'une blessure endommage notre corps est un acquis important dans le développement phylogénétique. Pour autant que cela puisse sembler paradoxal parce qu'il s'agit d'une des expériences les plus négatives qu'un individu puisse faire, la douleur physique aiguë est au service d'une meilleure adaptation et, en fin de parcours, d'un bien-être plus grand. En effet, la douleur nous informe du fait que nous avons touché quelque chose qui peut endommager notre corps, comme la flamme d'une bougie, d'une blessure à une articulation, qui doit par conséquent être réparée ou encore d'un dysfonctionnement de notre organisme. La douleur aiguë est donc utile et ceux qui la négligent et l'anesthésient par des analgésiques sans en chercher la véritable cause pour modifier certaines habitudes se trompent.

La douleur chronique, extrêmement présente dans de nombreuses maladies chroniques, est différente. Dans ce cas, la douleur perd sa fonction défensive et adaptative et devient elle-même une maladie qui s'ajoute aux autres symptômes et handicaps. La douleur chronique peut être telle qu'elle devient intolérable, pouvant impliquer une perte du goût de la vie. Elle peut gravement altérer le désir de vivre d'un individu et sa capacité à affronter les difficultés avec force d'esprit. C'est pour cela que nous déplorons, encore une fois, le retard culturel, la négligence et le manque d'attention avec lequel le système de santé publique italien traite la question de la douleur, non seulement dans le domaine de la maladie chronique, mais aussi dans de nombreux états post-opératoires. Ce retard, qui persiste malgré la mise en place de certaines initiatives louables, trouve de nombreuses causes dans l'histoire. D'après des chercheurs, certaines conceptions religieuses, qui voyaient dans la douleur une forme de libération et d'accroissement spirituel, croyance imposée même à ceux qui n'étaient pas croyants et prônée par des religieux impliqués dans l'assistance aux malades, a eu une influence considérable. Cette observation se rapporte toutefois plus au passé qu'au présent : aujourd'hui, les religieux sont rares dans les structures médicales tandis que le refus de la douleur s'est imposé comme une caractéristique de notre culture. Il faut, en outre, reconnaître que la douleur a, avant tout, été ignorée par des professionnels, tels que des médecins, qui n'étaient pas rattachés à des idées religieuses mais qui, au contraire, provenaient de positions hautement rationnelles longtemps opposées à la religion.

La classe des médecins a ignoré la douleur du patient en particulier parce qu'elle a toujours privilégié des indicateurs objectifs (température ou pression artérielle) paraissant plus scientifiques. Elle a souvent aussi évité d'entrer en relation avec la subjectivité du malade. Pour comprendre sa douleur il faut, au contraire, entrer en relation avec le malade, reconnaître l'importance de son vécu subjectif, écouter ce qu'il pourrait avoir à dire sur sa condition physique. Pour ces raisons, le désaveu et l'indifférence face à la douleur, qui sont pourtant encore fréquents dans le domaine de la santé et dans les hôpitaux italiens, peuvent être un indicateur des difficultés de nombreux professionnels à entrer en relation avec le malade et son expérience. C'est pour ces raisons que certaines initiatives mises en place ces derniers temps sont à encourager. Elles vont dans le sens d'une simplification des procédures administratives, du soutien du traitement de la douleur surtout au domicile du patient et ce pour en évaluer de manière systématique l'évolution au cours d'une journée. Il faut toutefois être conscient que ces initiatives n'entraîneront de résultats positifs que si elles sont accompagnées d'un changement d'attitude dans le sens d'une plus grande attention portée au malade et à sa subjectivité. De cette manière seulement il sera possible d'accorder une attention majeure à la souffrance.

Pour se confronter à la subjectivité du malade, pour constater son expérience douloureuse et pour s'impliquer dans son bien-être, il est indispensable d'entrer en relation avec lui sans avoir peur d'accueillir son vécu personnel. Pour que cela soit utile pour le malade, sans que cela ne soit dangereux pour le professionnel de la santé, il faut disposer de bonnes capacités professionnelles, non seulement sur le plan technique, mais aussi sur le plan relationnel. Cet élément est trop souvent absent en raison d'une formation inadéquate qui conduit le personnel médical à se réfugier dans une indifférence qui est parfois masquée par une exubérance exagérée ; il s'agit ici d'une défense mise en place pour se protéger d'une contagion émotionnelle destructrice, contagion inévitable si l'on ne dispose pas de capacités à modérer sa propre condition émotionnelle pour aboutir à une attitude différenciée et mature. Les études sur l'empathie confirment ces aspects : elles nous indiquent qu'il est possible de partager sans être affecté par une contagion tout comme il est possible de comprendre sans être détruit par la souffrance d'autrui. Il s'agit donc d'œuvrer dans cette direction aussi bien dans la formation de base que dans la formation continuée : la capacité d'accueillir la douleur du malade et de se mobiliser pour la réduire n'est pas une qualité accessoire dont on peut se passer. Elle fait au contraire, partie des compétences que chaque professionnel de la santé devrait posséder.

LA FATIGUE

Le sentiment de fatigue est un compagnon inséparable dans la plupart des maladies chroniques. Dans certaines, comme la sclérose en plaques, elle en constitue un des principaux symptômes. L'asthénie, telle qu'elle est définie dans le langage médical, n'est pas la simple fatigue que chaque individu expérimente après une activité pénible et qui se règle par un bon repos. C'est, au contraire, un épuisement qui rend difficile tous les actes de la vie quotidienne, même les plus simples, et qui souvent contribue à l'isolement du malade : on n'a pas la force de sortir, de rencontrer les autres pour parler, écouter, lire et parfois même pas pour regarder la télévision. Dans une société où l'on a fait de la performance un maître mot, la fatigue est un des symptômes les plus difficiles à accepter et à comprendre.

Je me base sur mon expérience pour prétendre qu'il n'est pas facile de faire comprendre aux autres cet état : il est souvent considéré avec légèreté (« c'est le printemps, nous sommes tous fatigués ») ou confondu avec un manque de volonté (« si tu t'y mets vraiment, tu y arriveras »), un peu comme une excuse utilisée pour se dégager de ses propres devoirs et obligations sociales (« tu as de la chance d'avoir une bonne excuse pour rester à la maison »). Il peut être utile dans ces situations de recourir à des comparaisons parlantes aux autres, comme la fatigue que l'on éprouve lorsqu'on a la grippe, maladie que chacun a déjà expérimentée. C'est ici que l'on comprend la difficulté qu'ont certaines personnes à se représenter le vécu des autres, et faire une comparaison aide à se rapprocher de ce vécu, même si c'est fait dans des conditions différentes. C'est, en revanche, très utile pour un symptôme aussi peu visible que la fatigue.

Il est aussi fréquent que le personnel hospitalier ne prenne pas en considération la fatigue exprimée par le patient. Au début de la maladie, quand le diagnostic n'est pas encore certain, l'épuisement est souvent considéré comme un symptôme imaginaire en raison de sa nature indéterminée, ou comme le signe d'un malaise psychologique, mais pas comme le symptôme d'une maladie organique. Cette méconnaissance est favorisée par le fait que, dans de nombreuses maladies chroniques, les symptômes sont peu précis et les tests de diagnostic incertains. Ceci est malheureusement une négation très douloureuse pour le malade, qui peut se transformer en source d'angoisse : il ne se sent pas bien, mais son mal-être n'est ni écouté, ni reconnu et ni même compris. Personnellement, avant d'aboutir à un diagnostic, j'ai longtemps été confrontée à des états de fatigue incompréhensibles, oscillant entre sentiment de culpabilité – par rapport à ce que je pensais être une déficience de ma part – efforts inutiles pour tenter de la maîtriser, sentiment d'échec en raison des restrictions que la fatigue m'imposait et interprétations psychosomatiques inconsistantes.

Plus tard aussi, lorsque le diagnostic est connu, la fatigue est souvent confondue avec la dépression, ce qui implique qu'on la gère de manière moralisatrice avec des messages du type : « Cela dépend seulement de vous. Appliquez-vous, ce n'est qu'une question de bonne volonté ». S'il est vrai qu'un état dépressif peut présenter dans ses symptômes celui de la fatigue, inciter quelqu'un à faire preuve de bonne volonté ne lui permet pas d'y faire face. La dépression est caractérisée par une réduction de l'énergie psychique de la personne ; le malade ne peut donc pas dépasser la dépression à force de bonne volonté dans la mesure où c'est précisément cette énergie mobilisatrice qui lui fait défaut. En d'autres termes, la dépression possède comme caractéristique spécifique la réduction des opportunités de recourir à la volonté.

Il est extrêmement humiliant, pour le malade qui se bat pour affronter la vie quotidienne malgré l'état de fatigue, de s'entendre dire que ce n'est qu'une question de bonne volonté : il s'ensuit fréquemment que la dépression n'est pas la cause mais bien la conséquence du manque de reconnaissance de sa propre souffrance. Dans cette condition, on se sent ignoré et incompris : c'est alors que toute possibilité de collaboration et de compliance au traitement est compromise. La plus grande partie des abandons thérapeutiques découle justement de l'incapacité du personnel hospitalier à écouter et à prendre au sérieux ce que dit le malade concernant la fatigue et d'autres symptômes de la maladie. À ce sujet, il est important de rappeler que personne ne connaît mieux ses symptômes que le malade lui-même puisqu'il les vit au quotidien. Le médecin ne pourra jamais observer le malade dans sa vie quotidienne ; pour cette raison, le personnel hospitalier doit aider le malade à s'observer lui-même, à faire état de ce qui lui arrive de la manière la plus objective possible, même avec l'aide de petits carnets, pour comprendre quelles sont les constantes de la maladie. Même l'individu le plus inculte et le plus simple peut, s'il est bien orienté et soutenu par une écoute attentive, rapporter ce qui se passe dans sa vie quotidienne. Ainsi, il sera possible d'aider le malade à comprendre s'il y a effectivement des composantes dépressives dans son état de fatigue pour après pouvoir l'affronter de manière adaptée.

La fatigue est souvent difficile à traiter. Elle est donc à considérer comme une des limites imposées par la maladie et gérable en apprenant à vivre selon ses propres rythmes, tout en cherchant à comprendre dans quelles situations la fatigue augmente de manière à pouvoir la réduire et l'éviter le plus possible. La fatigue empêche le malade de s'adonner aux diverses activités de la vie quotidienne : le travail, les affects, le temps libre, l'entretien ménager, l'entretien de soi, les traitements. Ces activités, si elles sont bien programmées, peuvent être abordées séparément : le jour où l'on fait de la physiothérapie, par exemple, on ne fera rien d'autre, parce que cette activité ne préserve aucune force pour travailler ou rencontrer d'autres personnes. Pour ne pas perdre les aspects qui sont subjectivement importants de sa propre vie et de son identité, il est nécessaire que le malade évalue clairement ses forces, qu'il juge quelle action est pertinente, significative et susceptible de donner un sens à sa vie et qu'il s'y emploie. Le sentiment d'accomplissement personnel qu'il pourra retirer de certaines activités compensera ainsi le sentiment de perte qui pourrait l'envahir s'il se contentait d'observer ce qu'il n'est plus capable de faire.

Dans le cas de la fatigue, comme pour toute autre perte de capacité, il importe en premier lieu d'évaluer ce que l'on est encore capable de faire parmi les différentes choses qui nous intéressent, pour ensuite sélectionner les actions qui sont les plus accessibles. Pour optimiser le résultat, il peut être utile de s'exercer sur les tâches sélectionnées de manière à pouvoir les accomplir au mieux avec une meilleure efficacité ; il est aussi important que leur programmation soit précise, et dans certains cas même minutieuse, de manière à s'assurer que les objectifs concrets prédéfinis soient atteints. La sélection et l'optimisation permettent de compenser les autres très nombreuses déficiences qui restent dans l'ombre tandis qu'elles deviendraient très visibles si l'on s'obstinait à vouloir réaliser des actes qui ne sont plus à portée. Ces stratégies comportementales ont aussi été suggérées aux personnes âgées qui sont elles aussi, comme le malade, confrontées à des pertes d'efficacité.

Il faut enfin souligner que dans la maladie, l'évaluation ne peut jamais être définitive et qu'elle doit au contraire être récurrente. De cette manière, il sera possible d'augmenter le sentiment d'auto-efficacité, placé à rude épreuve en raison de l'épuisant sentiment de fatigue et d'échec, qui souvent rend irréalisable ce qui était possible un peu avant en raison de sa venue rapide et imprévisible.

LA DÉPRESSION

Un rapide coup d'œil dans un quelconque dictionnaire peut confirmer qu'il existe une multitude de termes qui permettent d'identifier un état d'âme négatif : affliction, tristesse, mélancolie, abattement, découragement, démoralisation, avilissement, malheur, anxiété, désolation, inconfort, humeur noire, prostration, consternation, anéantissement, déception, pessimisme, effarement, perte, amertume, peine, malchance, désespoir. À cela je me permets d'ajouter le terme dialectal italien « *magòne* », qui indique bien la sensation d'étouffement que l'on peut ressentir en avalant quelque chose de trop amer. Tous ces termes ne sont pas synonymes : ils décrivent des états d'âme légèrement différents les uns des autres, comme la mélancolie et la tristesse et parfois très différents, comme le désespoir et la perte. Cette richesse terminologique, qui renvoie à une grande variété de nuances émotionnelles et sentimentales, est aujourd'hui annulée par une étiquette unique : dépression. Le langage médical et psychologique semble ne connaître que ce terme et ignorer la grande variété d'états d'âme négatifs éprouvée par le malade tout au long de la maladie.

Je me suis insurgée à de nombreuses reprises contre ce terme qui, tel un rouleau compresseur, aplatit et déforme tout sur son passage. Et j'ai souvent fait remarquer aux médecins que le terme « dépression » n'est pas en mesure de rendre compte de la grande variété de sentiments que je vivais à certains moments. J'ai, dans le meilleur des cas, rencontré un silence embarrassé et dans le pire, été confrontée à une blague amère sur les psychologues et la psychologie. Pour cette raison, j'apprécie grandement le sérieux et la profondeur du spécialiste qui, chaque fois, continue à me demander, avec des mots qui pourraient sembler désuets mais qui sont en réalité appropriés : « Comment va votre moral ? »

La question de la terminologie n'est pas secondaire. Nous ne communiquons pas nos émotions uniquement à travers le visage et le langage gestuel comme le font les animaux : nous communiquons aussi à l'aide de mots. Le langage, toutefois, ne se limite pas à l'expression de nos émotions : il permet aux émotions de prendre forme en tant que manifestation plus haute de la conscience ou en tant que « microcosme de la conscience » (au sens de la définition de Lev Vygotsky). Le langage modèle les émotions, il les modifie. L'émotion que l'on exprime au travers des mots n'est pas la même que celle qui n'a pas encore trouvé de termes adaptés pour être exprimée. C'est une expérience que nous avons tous faite en ayant été en prise à de très fortes émotions : à peine avons-nous traduit en mot ce qui nous serrait la gorge et nous tordait le ventre (tâche extrêmement difficile) que notre état d'âme se modifie. Bien que cela puisse être d'une grande aide, il n'est pas nécessaire d'en parler avec quelqu'un. Se parler à soi-même, balbutier quelques mots permettent déjà de mettre en forme les sensations perturbantes que l'on éprouve. Cela permet aussi de les tirer de l'obscurité d'une expérience confuse et physique pour les faire apparaître à la conscience et la pensée.

À travers la parole, qui nous appartient de la même manière qu'elle appartient à une langue définie, nous pouvons penser nos émotions et cette pensée construit en même temps qu'elle modifie notre expérience émotionnelle. À travers le langage intérieur – forme intériorisée du langage si importante pour réguler le comportement dès l'enfance – notre expérience émotionnelle se modèle, prend forme et peut être transformée. Réussir à se dire à soi-même « je ressens une colère profonde mais impuissante face à cette maladie », est déjà une manière différente de vivre cette colère et permet de l'exprimer, de la partager avec d'autres personnes, ce qui constitue le premier pas vers le dépassement de celle-ci. Donner un nom aux émotions est la seule manière humaine de les vivre : cela nous différencie des animaux, qui ont pourtant une vie émotionnelle extrêmement riche. À travers les mots, les émotions – qui proviennent essentiellement d'une expérience physique – deviennent symboliques et notre esprit peut donc les travailler, seul ou avec l'aide des autres. Pour ces raisons les méthodes thérapeutiques qui prétendent aider le malade à affronter son propre vécu émotionnel en déchargeant simplement la tension émotionnelle à un niveau physique sont dépourvues de fondements.

Les mots que nous utilisons pour définir un état émotionnel, ou pour le partager avec d'autres personnes, sont donc très importants. Utiliser le terme « dépression » comme une étiquette englobant tous les états d'âme négatifs écrase la compréhension de ces états et en complique l'identification. En résulte un appauvrissement de la capacité à comprendre son propre vécu émotionnel et à l'exprimer, de même que de la capacité à le modifier. L'antidote pourrait être l'exercice suivant : se demander quel est le terme le plus adapté à ce que nous vivons actuellement parmi tous les termes utilisés par une langue prédéfinie. Nous pouvons ainsi nous découvrir une tristesse sans désespoir, se sentir perdu sans être découragé, ou déterminé à vivre malgré la maladie tout en étant nostalgique par rapport à ce que nous avons perdu.

En plus de l'étiquetage de chaque état émotionnel comme dépression, les pratiques médicales véhiculent le message plus ou moins explicite selon lequel la dépression doit absolument être évitée et, lorsqu'elle se manifeste, être rapidement contrée par les psychotropes d'usage. Cette attitude renvoie à la manière dont on considère aujourd'hui la dépression : un mal inacceptable et honteux. Dans une société qui fait de la performance – pas seulement physique – un mythe, la dépression est perçue comme une expérience intolérable, presque comme un péché. Le paradoxe est qu'aujourd'hui la dépression est en constante augmentation, à tel point qu'elle se place parmi les pathologies psychologiques les plus fréquentes en Occident. Cela ne frappe pas parce que ces deux éléments, la dépression et le rejet de chaque imperfection, sont en étroite relation. Les modèles sociaux actuels privilégient une affirmation fortement individualiste, poursuivant le succès de soi qui est défini comme maximum pour souligner les attentes élevées et le désir de perfection, tandis que la forte compétition et l'absence de liens significatifs avec la communauté sociale accroissent le sentiment d'isolement. À cela s'ajoute, selon de nombreux psychologues, la difficulté à trouver un sens à sa propre vie qui ne se limiterait pas à une affirmation personnelle et consommatrice. Mais plus on cherche à atteindre la perfection et plus on recherche une affirmation individualiste, moins on accepte les inéluctables limites telles que les défaites inévitables et autres désillusions tellement présentes lorsque l'on cultive des exigences trop élevées. La réponse à tout cela est la dépression : elle correspond à un repli égocentrique et individualiste sur soi dans un cercle vicieux qui peut s'avérer destructeur.

Afin de rompre ce cercle vicieux, il faudrait regarder la dépression en face, prémisse indispensable pour entreprendre une meilleure adaptation. Concrètement, il faudrait se confronter à des sentiments négatifs, s'y arrêter pour comprendre ce qu'ils signifient, quel message ils cachent par rapport à notre propre vie. Il faudrait aussi s'arrêter sur nos objectifs et notre manière d'affronter les difficultés. Ceci nous offrirait certaines pistes pour modifier ce qu'il faudrait changer en nous et dans nos relations. Souvent, au contraire, l'on préfère dissimuler la dépression dans l'alcool, dans l'hyperactivité, dans la consommation ou dans des excès de différente nature. Cela n'empêche que les psychotropes peuvent bien entendu favoriser une plus grande ouverture d'esprit et une meilleure sérénité émotionnelle, grâce auxquelles nous pouvons trouver des défenses plus créatives et des meilleurs ajustements. Le risque est cependant qu'ils deviennent l'un des nombreux moyens pour dissimuler la dépression.

Ainsi, à l'exception de la dépression majeure, dont on sait qu'elle est principalement causée par des déterminants biologiques, la dépression apparaît, dans la maladie comme dans la santé, comme un vécu qui a quelque chose à nous enseigner. Il s'agit donc d'accepter les variations de notre humeur pas seulement comme une des nombreuses limites de notre condition humaine imparfaite, mais aussi comme un mécanisme de défense utile au développement à travers la souffrance et le retrait temporaire de l'action. Nous n'oublions pas que l'immobilité, la catatonie et « le réflexe de la mort » sont des mécanismes de défense extrêmement fréquents dans tout le règne animal lorsque l'action, sous forme d'une lutte ou bien d'une fuite, apparaît trop dangereuse. La dépression, avec les interprétations négatives et déformées, l'altération de l'humeur, la passivité et le mal-être physique qui lui sont associés, est certainement un mécanisme de défense dangereux en raison des risques qu'elle comporte, mais elle peut tout aussi bien être utile si elle est transitoire et peu marquée. La dépression peut, à ces conditions seulement, représenter une occasion de grandir : elle permet de percevoir la réalité avec lucidité sans accorder de crédit à des illusions ou des délires de toute puissance, et de se retirer un instant du monde pour réfléchir sans agir impulsivement. Nous rappelons en effet que dans les dépressions légères, le jugement de la personne n'est pas irréaliste. Il est au contraire hautement objectif à tel point que l'on parle d'un « réalisme dépressif ». C'est au contraire le jugement des individus considérés comme normaux, et encore plus de ceux décrits comme euphoriques, qui est altéré de façon faussement positive. Ce constat confirme qu'une brève phase d'humeur négative peut être utile au malade pour observer sa propre condition avec grande lucidité et objectivité et pour programmer des actes qui soient utiles à son bienêtre et à son propre développement.

PERTE ET DEUIL

Que ce soit au début ou en cours de progression de la maladie, le malade est confronté à plusieurs reprises à un sentiment de perte : perte d'efficacité, de capacité, de fonctionnalité physique, d'autonomie, d'accomplissement personnel et social. Ces pertes peuvent être extrêmement graves et concerner des aspects importants du fonctionnement physique, jusqu'à conduire à de véritables infirmités ; ces pertes ne sont pas moins douloureuses lorsqu'elles touchent des aspects moins visibles, comme la vie professionnelle ou relationnelle, par exemple. En ce sens, la condition du malade peut être mise en commun avec celle de tout individu qui a connu une perte déchirante au cours de sa vie : le décès d'un enfant pour une mère, la destruction de sa maison pour une victime de tremblement de terre, l'abandon de sa terre pour un réfugié.

Le processus qui amène à accepter une perte, à vivre avec et à poursuivre son propre développement malgré les importantes limites imposées par la maladie n'est jamais linéaire. Face à l'incurabilité de la maladie, à son aggravation progressive et aux nouvelles privations qui en découlent, les moments de souffrance sont nombreux et récurrents. Le malade affronte souvent ces pertes avec des difficultés qui peuvent se manifester dans un premier temps sous forme de négation. Les euphémismes fréquents utilisés pour tenter d'adoucir les dommages provoqués par la maladie en constituent l'expression. Comme nous l'avons déjà souligné, appeler la perte du fonctionnement normal d'un organe comme une « habileté différente » n'aide en rien la mise en place d'une meilleure gestion des difficultés quotidiennes provoquées par ce handicap. Derrière ces précautions linguistiques se cache le refus, personnel et social, d'accepter les limites progressives imposées par la maladie ainsi que les sentiments négatifs qui en découlent.

Ce refus d'accepter les sentiments négatifs engendrés par une perte est associé à l'injonction, souvent implicite mais non moins précise, de devoir parfaitement se comporter, de manière adaptée et mature sans avoir de moment d'affaiblissement et d'isolement. La recherche d'une adaptation parfaite et sans bavure nous parait inhumaine si l'on considère la nature limitée de l'être humain ; pourtant, elle obsède certains malades qui ne se pardonnent le moindre affaiblissement, entraînant un cercle vicieux dans lequel la douleur ressentie pour les pertes soudaines s'ajoute au sentiment d'échec qui apparaît face à l'impression de ne pas savoir les gérer. Bien que parler d'un droit qu'a le malade à rencontrer des moments de dépression et de négativité puisse paraître excessif, on ne peut demander au malade, ni à aucune autre personne d'ailleurs, d'être parfait. C'est ainsi que l'on peut accepter des moments où les sentiments négatifs prévalent, même si l'on ne peut en faire des excuses confortables pour régresser.

Face aux pertes pénibles imposées par la maladie, comme lorsque l'on perd quelqu'un de cher, il ne sert à rien de chercher à atteindre un dépassement définitif, un apaisement total : ils sont humainement inatteignables. Je l'ai moi-même appris, la recherche d'une résolution définitive nous expose au risque continuel d'être confronté à un sentiment d'échec : ce faisant, l'équilibre difficilement acquis s'écroule et l'inconfort provoqué par le fait de ne pas pouvoir la dépasser s'ajoute à la perte subie. Le sentiment d'échec s'ajoute ainsi à celui de perte et ce fardeau risque réellement de devenir insupportable. Avec le temps, j'ai compris que certains vécus de perte ne peuvent être totalement surmontés : c'est trop se demander et cela nous expose en plus au risque d'être confronté de manière récurrente à des sentiments de désespoir qui nous empêchent de grandir. Les pertes graves sont comme des blessures qui font partie de nous et avec lesquelles nous devons apprendre à vivre. Leur présence nous offre des raisons de grandir, même si ces blessures peuvent parfois se rouvrir, faire mal et saigner à nouveau.

J'ai donc toujours trouvé l'expression tant utilisée par les psychologues, l'« élaboration du deuil », insatisfaisante. Sur le plan théorique, cette expression est correcte à partir du moment où le deuil implique un travail profond de réadaptation et de restructuration de soi et de ses relations avec la vie, qui nécessite un engagement important de l'individu au niveau émotionnel et cognitif. Dans l'utilisation courante, cette expression semble faire référence à un dépassement total et définitif d'une perte subie. Or la perte est, au contraire, toujours avec nous : ceux qui ont fait l'expérience de la mort ou de la maladie en sont d'ailleurs conscients. Dans la maladie, l'on peut perdre certaines parties de son propre corps, comme l'on peut perdre la fonctionnalité de certains organes importants ou encore les différentes possibilités de partage social. La perte doit très certainement être élaborée dans le sens où sa présence est à recomposer dans un nouveau cadre qui permet à l'individu de grandir et non de stagner ni même de régresser. Des pertes qu'on pensait avoir dépassées peuvent resurgir d'un lointain passé, sous forme de blessures déchirantes susceptibles de nous faire souffrir, mais cela ne devrait pas nous effrayer. De nouvelles situations peuvent faire remonter à la surface et rendre intolérables des privations qui semblaient pendant longtemps avoir perdu le pouvoir de faire souffrir. Si nous vivons ces moments-là comme la réémergence d'une souffrance associée à une perte significative qui ne peut jamais être totalement effacée, il devient possible de l'affronter sans sentiment d'échec avec une plus grande facilité et une perte d'énergie moindre. Le fait d'avoir conscience que ce n'est pas la dernière fois que cette perte nous fera souffrir, mais que nous y serons confrontés d'autres fois encore au cours de notre vie, nous aidera à trouver une nouvelle adaptation et un nouvel équilibre.

L'OPTIMISME ET LE BONHEUR

Parler d'optimisme et de bonheur dans le champ de la maladie peut sembler paradoxal et presque injurieux étant donné la souffrance du malade et les conditions inhumaines et intolérables dans lesquelles il est contraint de vivre. De manière générale, nombreux sont les individus, malades ou non, qui considèrent l'accent qui est mis sur l'optimisme et le bonheur – sujets auxquels s'intéressent beaucoup les économistes également – comme le fruit d'une attitude superficielle, incapable de rendre compte du tragique de l'existence et de la douleur qui l'afflige. Le terme « bonheur » peut effectivement sembler excessif dans la mesure où il donne l'impression d'être plus facilement applicable à une situation transitoire qu'à un état durable et stable au cours du temps ; des termes comme le bien-être, la sérénité, l'apaisement semblent bien plus appropriés. Ces sentiments s'inscrivent eux aussi sur un continuum qui va d'une condition de mal-être à une condition de bienêtre maximum. Quelle que soit la définition que l'on donne du bonheur, il existe indéniablement chez l'être humain une aspiration qui le porte vers un état d'âme et une condition de vie positive. La Déclaration d'indépendance américaine a, elle aussi, placé la poursuite du bonheur dans les droits de l'homme, au même titre que le droit de vivre et d'être libre. Il est donc utile de réfléchir sur ces thèmes, qui sont pertinents aussi bien pour le malade que pour celui qui ne l'est pas et qui sont bien moins banals que certains manuels tentent de nous le faire croire.

Les psychologues partagent l'opinion selon laquelle les fondements du malheur résident plus dans l'attitude psychologique adoptée face à des événements que dans le malheur même des événements. La dépression en particulier se fonde sur l'idée qu'on ne dispose d'aucune possibilité de contrôle et de régulation sur sa propre vie et sur ses propres actes. Cette idée s'accompagne en plus d'un style explicatif négatif et égocentrique. Le sentiment d'un contrôle manqué, tellement fréquent dans la maladie, peut conduire jusqu'à la mise en place d'un sentiment d'impuissance totale, définie comme une « impuissance acquise » ; cette dernière conduit au renoncement d'agir compte tenu de la croyance que toute action est insensée, inutile et sans importance. Le style explicatif concerne surtout l'interprétation que l'on fait des événements ; dans la dépression, cette interprétation est égocentrique et pessimiste. Elle considère que les événements négatifs sont systématiquement liés à soi et à sa propre incapacité à y faire face. Cette interprétation ne valorise nullement les événements positifs et n'attribue à l'individu aucun mérite. Nombreux sont les individus qui commettent l'erreur de ne pas distinguer les domaines dans lesquels ils peuvent exercer une action. Ils s'épuisent ainsi avec des questions inutiles sur lesquelles ils n'ont aucun contrôle. De cette manière, les individus ne font qu'accroître le sentiment d'impuissance et renforcent leur tendance à s'attribuer les échecs ; la tendance à la rumination aggrave cette attitude dans une spirale d'évaluations pessimistes, d'interprétations erronées, de passivité et de mauvaises adaptations.

À partir de ces considérations, de nombreux éléments ont démontré de manière convaincante que la dépression peut être efficacement combattue si l'individu apprend à modifier son style explicatif et le contrôle qu'il exerce sur la réalité. Les thérapies cognitives travaillent précisément sur ces aspects en partant de l'idée que la dépression est bien plus provoquée par notre jugement et notre évaluation que par des conflits inconscients : il est donc possible de dépasser un état dépressif en changeant systématiquement nos automatismes interprétatifs et en retrouvant un sentiment de contrôle efficace dans nos actions en sélectionnant l'environnement dans lequel elles peuvent être mises en place. Le sentiment d'auto-efficacité, dont nous avons parlé précédemment, peut ainsi être reconstruit en agissant graduellement selon des objectifs précis tout en consolidant de manière tangible notre sentiment « d'être en mesure de faire ».

Le sentiment d'auto-efficacité est le contraire de l'impuissance acquise. Il ne s'agit pas d'appliquer de façon mécanique des exercices préfabriqués : le sentiment d'auto-efficacité doit s'exercer sur des objectifs significatifs, pourvus de valeurs et de sens pour l'individu, tout en se situant dans son champ de compétence, de contrôle et d'action. Il convient donc en premier lieu de distinguer les domaines dans lesquels une action efficace est possible pour pouvoir, par la suite, mettre en place des stratégies efficaces et éliminer les domaines qui ne peuvent subir de modification. À ce propos, la pharmacothérapie, qui est utile pour débloquer des énergies et favoriser le changement, se révèle improductive lorsqu'elle devient la seule et unique manière d'affronter des affects dépressifs, ce qui devient de plus en plus fréquent. Cette solution fait reposer le bien-être de l'individu sur le médicament et le médecin, sans faire intervenir aucun changement dans la manière d'envisager les choses. Ainsi, le sentiment de contrôle et de maîtrise de sa propre vie et de ses actes risque de diminuer tandis que le sentiment d'échec est susceptible de croître.

La découverte de l'importance des modalités d'interprétation de la réalité a conduit certains à retenir l'idée qu'il existe des « illusions positives », qui sont de véritables distorsions cognitives sur soi-même et sur l'évaluation de son propre état de santé, qui permettraient de maintenir un optimisme dans le futur tout en endossant un rôle positif. Dans le cas de la maladie chronique, cet optimisme, qui ne tient pas compte de la réalité mais qui au contraire, la déforme de manière infantile et égocentrique, ne peut conduire à une modalité constructive de gestion des situations difficiles et de perte, situations qui dureront pour toujours. Si l'on ne part pas d'une reconnaissance lucide de la réalité inhérente à la maladie, des limites qu'elle impose et des opportunités qu'elle maintient, une adaptation adéquate et un bon développement seront impossibles. Bien qu'elle soit douloureuse et qu'elle génère de profonds moments d'inconfort, cette reconnaissance est nécessaire à la mise en place de nouvelles adaptations et de nouvelles modalités d'accomplissement personnel. Il ne s'agit pas, en effet, d'exercer un optimisme irréaliste et de cultiver des illusions qui peuvent facilement être démenties. Au contraire, il est indispensable de s'engager dans l'identification des actions significatives qui peuvent être réalisées dans la maladie comme dans la construction du sentiment d'auto-efficacité qui l'accompagne. En d'autres termes, les projets positifs sont ceux qui sont significatifs pour soi-même et pour sa propre identité, capables de donner du sens à son existence ainsi qu'une confiance en ses propres capacités de réalisation, confiance qui est basée sur la connaissance concrète des stratégies utilisables. Les illusions ne permettent en aucun cas de parvenir à une adaptation ponctuelle et laissent souvent place à la désillusion et au désespoir.

L'expression « optimisme efficace » utilisée par certains auteurs peut fournir une meilleure définition de ces attitudes positives : il s'agit d'observer ses propres limites avec réalisme tout en conservant un optimisme par rapport à ce qu'il nous est possible de réaliser malgré les contraintes. Si l'on retire les lunettes sombres du pessimisme, l'alternative n'est pas de les remplacer par des lunettes roses feignant que tout va bien. Partant de l'analyse de ce qu'il nous est possible de faire, il nous faudra avoir confiance en nos capacités d'affronter, aujourd'hui comme demain, les difficultés qui se présenteront en chemin. Il s'agit d'identifier ce sur quoi il est possible d'agir en abandonnant ce qui était encore possible jadis mais qui n'entre plus dans nos possibilités. Cette opération de sélection est nécessaire pour chaque individu, surtout avec le vieillissement, mais il s'avère particulièrement urgent dans la maladie, qui impose des restrictions continuelles accompagnées par un sentiment d'impuissance fréquent. Cette opération, qui nécessite un engagement cognitif et affectif, peut également être appelée « optimisme créatif » : elle permet de ne pas rester figé dans des habitudes, de les modifier et les abandonner si nécessaire pour trouver de nouvelles solutions aux problèmes inattendus que la maladie engendre jour après jour.

L'objectif n'est pas d'atteindre un optimisme superficiel et idiot qui cultive les illusions et nous leurre par rapport à nous-mêmes et aux autres. Il s'agit d'atteindre un optimisme flexible, ouvert à la réalité et aux défis qu'elle comporte et capable de répondre de manière créative aux difficultés sans s'opposer au changement : ne pas se fermer au changement et rester ouvert à la recherche de nouvelles adaptations même dans les situations les plus difficiles. Comme nous l'avons vu dans la première partie de cet ouvrage, l'adaptation, en raison de sa flexibilité, permet un équilibre stable entre l'individu et son environnement. Dans cette perspective, le bonheur n'est pas une condition passive de béatitude. Il résulte d'un accroissement et d'une recherche active d'adaptation qui touche plus à une sagesse intérieure qu'aux conditions externes de vie. De la même manière, l'espoir n'apparaît ni comme un optimisme injustifié, ni comme quelque chose d'idiot. Il est une ouverture créative vers le futur et les défis qu'il comporte. Il est aussi un dépassement de son propre point de vue et d'un déterminisme qui prétend tout savoir et tout prévoir. En d'autres termes, l'espoir prend source dans la critique de ses propres évaluations. Il ne considère pas les prévisions pessimistes du futur comme étant certaines et infaillibles. Il laisse place à l'incertitude et aux probabilités de la même manière qu'il croit dans les ressources et dans l'aide des autres, il croit au changement et à la recherche de nouveaux ajustements.

Concrètement, cela implique un engagement actif de la part du malade. Dans la maladie plus que partout ailleurs, il est nécessaire d'œuvrer pour ne pas être dépassé par des interprétations égocentriques et distordues de la réalité, des ruminations autodestructrices, par des peurs irraisonnées et par une passivité paralysante. L'isolement social ainsi que les restrictions physiques privent les efforts pour contraster les sentiments négatifs d'une arme importante : celle qui est offerte par les échanges sociaux, par le sentiment d'être partie vivante d'une communauté et plus encore d'être capable d'aider les autres. Aider les autres constitue un remède contre la dépression et la tristesse : la maladie implique plus souvent d'être l'objet d'une aide particulière que d'être un sujet pouvant apporter de l'aide à autrui. Il s'agit là d'un aspect fortement méconnu et souvent négligé sur lequel il est important d'insister : l'identité du malade ne peut être uniquement reléguée à l'état d'un être en demande. Il doit exiger de pouvoir continuer à vivre en tant que personne utile aux autres. Il s'agira de comprendre dans quelles situations et avec quelles modalités le malade, à un moment particulier de sa maladie, pourra satisfaire à son propre besoin d'aider les autres.

PENSÉE LOGIQUE ET PENSÉE MAGIQUE

La maladie chronique place le malade devant de grandes difficultés de compréhension par rapport à ce qui est en train de lui arriver dans la mesure où les causes sont inconnues et les thérapies peu sûres. Parfois, le malade a le sentiment de se retrouver face à un mur infranchissable contre lequel se heurte toute tentative de compréhension ou de traitement. Même les questions que se pose le malade (pourquoi une aggravation, pourquoi la thérapie n'a-t-elle pas fonctionné ou est-il possible de faire des prévisions pour le futur ?) reviennent sans cesse à son esprit, sans réponse. On souligne, habituellement, les aspects émotionnels associés à une telle situation. Ils sont bien entendu importants, mais il faut également tenir compte des aspects cognitifs et des liens importants qui existent entre ceux-ci et les aspects émotionnels.

Afin de saisir la complexité des processus cognitifs inhérents à la maladie, à la manière de vivre avec et à sa prise en charge, il est nécessaire de rappeler que la pensée humaine n'est pas unitaire. Elle présente des formes différentes qui se développent et se nouent tout au long des années. La loi générale du développement veut que les formes plus primitives de pensée ne disparaissent pas totalement : elles continuent d'exister et certaines prédominent à des moments bien précis. La pensée logique de l'adulte est l'aboutissement de ce long et lent processus de développement, qui possède son fondement dans la maturation neurophysiologique tout en étant modulé par des éléments de culture et de scolarisation.

C'est autour de deux ans que l'enfant devient capable de rappeler à son esprit ce qui n'est plus présent ni visible. C'est à cet âge qu'il commence d'ailleurs à travailler sur ces pensées. Chaque parent peut observer différents indices de cette capacité : les comportements d'imitations différés de l'enfant en absence de modèle lorsqu'il imite par exemple les miaulements du chat aperçu hier, le jeu symbolique ou jeu du faire semblant lorsqu'un enfant emploie un carton pour en faire une voiture, la compréhension et le développement du langage, où un ensemble de sons est utilisé comme signe conventionnel pour une chose ou une idée. À ces comportements s'ajoutent ensuite le dessin, l'imagination ou le jeu fantastique. Chez le petit enfant, la capacité à penser les choses et les concepts est encore profondément emprunte d'égocentrisme et la distance à la réalité réduite. Par conséquent, il imagine pouvoir agir directement à l'aide de ses pensées, ses paroles et ses actions sur le réel pendant que son raisonnement se base sur les analogies et mises en commun pertinentes, pouvant donner lieu à des erreurs de raisonnement, comme c'est le cas lorsqu'un enfant imagine qu'un objet est lourd parce qu'il est grand. Ce mode de pensée est basé sur l'intuition et sur des mises en commun inhabituelles pouvant être arbitraires sur le plan logique tout en étant à l'origine de la pensée créative. Le développement de la pensée logique implique une prise de distance progressive par rapport à la réalité. À partir de là, un enfant devient capable d'effectuer des opérations logiques au moment de l'école primaire tout en ayant encore besoin d'un support concret et perceptible : par exemple, l'enfant comprend les fractions lorsqu'on fait référence à la division d'un gâteau.

Ce n'est qu'à l'adolescence, parallèlement au développement neurophysiologique et à la scolarisation, que les jeunes deviennent capables de raisonner sur un mode abstrait : faire des hypothèses ou déduire des éléments logiques à partir de prémisses purement théoriques. La culture occidentale est caractérisée par un développement maximum de la pensée logique, pensée qui se trouve parfaitement exprimée dans la science. Malgré cela, la pensée hypothético-déductive ne constitue pas l'unique modalité du raisonnement humain. Elle coexiste utilement avec la pensée intuitive qui recueille les événements de manière flexible et audacieuse. C'est ainsi que des illuminations créatives se trouvent confrontées à la rigueur de la pensée logique.

La pensée logique coexiste également avec d'autres formes primitives de pensées, comme la pensée magique qui est caractéristique de la pensée de l'enfant entre 3 et 5 ans ; à ce moment-là elle constitue la modalité dominante d'adaptation et de fonctionnement. Comme nous venons de le dire, la pensée infantile ne pose que peu de distance entre soi et le monde extérieur. La pensée magique est précisément la conséquence de l'indifférenciation et du syncrétisme entre soi et la réalité. L'enfant ne fait pas de différence entre soi et le monde extérieur, entre réalité subjective et réalité objective, entre psychisme et physique. Il imagine, par conséquent, qu'il y a une perméabilité entre ces différentes sphères : on peut agir sur la réalité avec la pensée ou avec la répétition d'un geste rituel de même que la réalité extérieure peut agir sur soi. En raison de l'égocentrisme important, le monde extérieur, qui n'est pas bien différencié du monde intérieur, est représenté en fonction des propres émotions : une ambiance est retenue menaçante si l'enfant a peur. Aussi, on attribue au monde extérieur les caractéristiques d'une intentionnalité propre au monde psychique. Il en découle une attitude animiste : les choses sont animées et dotées d'intentionnalité, comme c'est le cas pour les êtres humains. C'est ainsi qu'une armoire peut apparaître méchante à un enfant en raison de sa forme.

L'égocentrisme donne également lieu à une attitude réaliste par laquelle les phénomènes psychologiques, tels que la pensée, le rêve, la parole sont dotés de réalité et d'action propres : une mauvaise pensée par rapport à quelqu'un peut réellement atteindre cette personne. Puisqu'il existe un rapport de participation entre les différents phénomènes, ceux-ci ne sont pas liés par des relations logiques de cause à effet et ce qui arrive n'est jamais le fruit du hasard. Dans la pensée magique le hasard, qui est tellement difficile à accepter pour la pensée humaine, n'existe pas. Les phénomènes qui n'ont aucun lien dans la réalité peuvent justement être considérés dans un rapport d'influence réciproque. La possibilité d'avoir une incidence magique sur la réalité repose précisément sur la participation : il est en effet possible d'opérer à un niveau – comme le symbolique par exemple – pour agir efficacement à un autre niveau – celui du réel. Ainsi, ces phénomènes lointains et physiquement indépendants peuvent être liés.

Il n'est pas rare que, dans les situations de maladie, comme dans toutes les situations de menace et de danger, les individus recourent à la pensée magique. Beaucoup s'étonnent de voir un malade, parfois rationnel et engagé dans un travail qui nécessite des compétences scientifiques, utiliser des formes de pensée magique. Pourquoi donc des individus instruits et rationnels utilisent-ils certaines formes de pensée magique ? Afin de répondre à cette question et pour comprendre les contradictions du phénomène, il importe de rappeler que la pensée magique comporte différentes fonctions. Parallèlement à la fonction cognitive, modalité qui sert à expliquer des événements inconnus et potentiellement menaçants, la pensée magique possède également une fonction défensive et une fonction propitiatoire. Ces fonctions sont importantes face à des dangers. Elles ont pour objectif de se protéger et de gagner des forces positives pouvant contrer les événements négatifs. Puisque les formes les plus primitives de la pensée ne disparaissent jamais totalement, la pensée magique peut réapparaître à des moments particuliers : face à une situation incompréhensible et menaçante, le recours à la pensée logique apparaît insuffisant pour répondre aux questions émotionnelles et cognitives de l'individu. La maladie constitue précisément l'un de ces moments particuliers, lors duquel la pensée magique peut apparaître comme une régression à un mode de pensée plus primitif, dans une direction qui ne cadre donc pas avec le développement. La régression constitue un mécanisme de défense fréquent acceptable s'il n'est pas trop prononcé et pas trop durable : lorsque l'individu ne parvient pas à trouver un ajustement satisfaisant, il retourne à un comportement et à une modalité de pensée et de relation plus primitifs, modalité adaptative par le passé, en espérant qu'elle puisse fonctionner dans le présent.

Il arrive parfois que l'on détermine une sorte de scission dans le raisonnement. Pour autant que l'on soit conscient qu'il n'existe aucune autre relation entre les propres désirs et l'évolution de la maladie que celle obtenue par des actes appropriés, bien souvent l'individu le plus rationnel et scientifique peut utiliser un raisonnement magique. Souvent, les actes magiques sont rendus plus acceptables à soi-même et à autrui en utilisant une voie ludique (« c'est seulement un jeu et je n'y crois pas ! ») ou en invoquant des contraintes sociales : « je vais chez mon guérisseur parce que tout le monde y va ! ». D'autres fois, c'est l'adhésion même à la thérapie qui est associée à un rituel magique. Il suffit de penser à l'obsession, parfois rituelle, avec laquelle les médicaments sont pris.

Dans la maladie, il faudrait accepter les formes épisodiques, isolées et ludiques de la pensée magique sans oublier qu'elles sont présentes également dans de nombreuses expressions humaines évoluées, comme l'art par exemple. La pensée magique devient un problème lorsqu'elle est trop importante et persistante et qu'elle conduit à l'abandon de certaines thérapies solides pour se tourner vers des pratiques insensées et coûteuses qui dépendent souvent de personnages charismatiques.

Pour contrecarrer le recours à la pensée magique, il convient avant toute chose de réfléchir aux fonctions qu'elle possède. Cette démarche de réflexion permet de ne pas être exposé aux raccourcis faciles qui accusent le patient de régression pathologique et de crédulité. Comme nous l'avons déjà évoqué, l'une des premières fonctions de la pensée magique est cognitive. Le recours à la pensée magique et l'abandon des pratiques thérapeutiques scientifiques sont d'autant plus fréquents que le patient ne se trouve pas en condition de comprendre les causes de sa maladie, son évolution et son possible développement. Nous touchons ici à un argument très critique pour le service de santé, peut-être généralisable à partir de ma perception de ce qui se passe en Italie. Bien que les médecins chargés des malades chroniques soient plus attentifs à ces aspects que d'autres, il reste encore beaucoup à faire même si l'on tient compte des difficultés objectives de compréhension et de prévision liées à la maladie chronique. II convient de prendre du temps pour expliquer au patient les causes de sa maladie, l'importance d'une thérapie, les motivations d'une décision : expliquer avec des termes compréhensibles, en tenant compte du niveau culturel du malade, en recourant à des supports concrets et pas uniquement avec des mots. Il convient d'avoir la patience d'écouter le malade et ses questions. Plus encore, il convient de le mettre en condition de se sentir autorisé à poser des questions, à exprimer ses doutes, à ne pas se sentir obligé de répondre par un « oui » alors qu'il n'a en réalité rien compris. Ce travail peut être fait individuellement ou en groupe pour gagner du temps ou encore pour favoriser la diffusion des connaissances au travers des patients et de leur rencontre.

Bien connaître la maladie et son évolution permet de la rendre moins menaçante ; l'on réduit ainsi le recours à la pensée magique comme mécanisme de défense et l'exorcisation d'un danger que l'on ne sait affronter autrement. Cependant, la fonction défensive du recours à la pensée magique s'atténue lorsque les exigences cognitives et émotionnelles du patient sont reconnues et entendues. Un malade qui parvient à parler de ses craintes, sans qu'elles ne soient ridiculisées mais au contraire, traitées sérieusement, éprouve un moindre besoin de recourir à la pensée magique. Aussi, le recours à la pensée magique en fonction propitiatoire est également réduit si on adresse des demandes précises à l'individu et s'il est engagé dans des actions qu'il peut maîtriser activement de lui-même. C'est ainsi que toutes les mesures ayant pour objectif de promouvoir le sentiment d'auto-efficacité à travers l'action du malade constituent un obstacle à l'action magique.

Il ne suffit donc pas de haïr le recours à la pensée magique ni même de le considérer comme une régression condamnable qui s'oppose à une pensée logique. L'utilisation de la pensée magique peut être réduite si on aide les individus à comprendre ce qui est en train de leur arriver, s'ils sont rassurés, s'ils trouvent des médecins et une structure sanitaire à laquelle se fier sereinement, si on leur demande d'accomplir des actions dont ils comprennent le sens et sur lesquelles ils peuvent exercer un contrôle.

Chacun, à l'exception de quelques rares cas limités cognitivement et culturellement, est en mesure de comprendre des explications simples et concrètes dans un contexte d'écoute et d'engagement participatif. Il est impressionnant de constater à quel point certaines structures sanitaires extrêmement performantes sur le plan de la technologie sont démunies face à la peur du patient et son angoisse de savoir : leur efficacité se traduit par un échec puisque, en bout de course, le patient les abandonnera. Placer le patient au centre de l'intervention thérapeutique, avec son intelligence, ses émotions, est l'unique manière de contrecarrer le recours à la pensée magique. Mais pas d'illusion ; cet objectif ne peut être atteint uniquement en insistant sur l'inconsistance et l'absurdité de différentes pratiques magiques, ni d'ailleurs en les couvrant de ridicule : le malade continuera malgré tout à y recourir avec toutes les conséquences négatives que cela entraîne sur le plan thérapeutique et économique. Et ceci d'autant plus s'il ne trouve pas de réponse auprès des médecins et du personnel hospitalier quant à son continuel besoin de comprendre, d'être rassuré et d'agir.

RACONTER SA PROPRE MALADIE

Toute personne qui s'est un jour arrêtée dans une salle d'attente hospitalière ou médicale, même sans être malade chronique, sait à quel point les individus ont tendance à y raconter leur propre histoire, leur maladie. Ce constat est encore plus évident dans les centres spécialisés où les individus partagent la même maladie et se retrouvent pour les contrôles médicaux et les traitements. Il existe un profond besoin de raconter son histoire, qui est quasi entièrement inconnue ou méconnue par le service sanitaire et les personnes qui y travaillent. Le manque de temps, qui est tellement souvent invoqué, n'est pas l'unique raison à cette méconnaissance. En effet, la valeur profonde qui devrait être accordée à l'histoire et au vécu de chacun disparaît. Or elle n'est pas, contrairement à ce qu'elle peut paraître, une inutile perte de temps. Il vaut donc vraiment la peine de réfléchir à cet aspect en raison de l'exigence psychique qu'il représente : il ne revêt pas uniquement une fonction de consolation. Les personnes ne parlent pas de leur propre maladie aux intervenants, parfois engagés ou encore fortement embarrassés, uniquement pour trouver du réconfort ni pour évacuer leur détresse.

À partir des travaux du pionnier Jerome Bruner, les études sur la narration nous ont appris que le récit est un moyen de connaître la réalité et de mettre de l'ordre dans sa propre histoire et dans le monde environnant. Tandis que, depuis tout petit l'enfant est engagé dans les récits des adultes, dès qu'il apprend à parler il construit lui-même des récits, tout simples d'abord, dans lesquels il va insérer et élaborer les raisonnements logiques. Dans sa vie quotidienne, l'enfant puis l'adulte construit des histoires basées sur des événements « non canoniques », c'est-à-dire déviant de l'ordinaire et découlant des événements habituels. Le récit a pour objectif de mettre de l'ordre, de se souvenir et de rendre compréhensibles et communicables des événements qui n'entrent pas dans les schèmes habituels. De cette manière, même les événements les plus inhabituels, dramatiques et inacceptables trouvent une explication et prennent un sens.

Il n'est donc pas étonnant que, face à la maladie, les individus recourent spontanément au récit, la maladie faisant partie, comme la mort, des événements les plus dramatiques pouvant frapper la vie de chacun. La maladie représente une grave rupture en ce sens que tout sera différent une fois que le diagnostic est posé : savoir maintenant que ces symptômes étranges et incompréhensibles portent un nom, souvent redoutable, que le futur sera incertain et désagréable, que chaque jour présentera une difficulté. La maladie bouleverse les projets concrets que la personne avait envisagés pour son travail, sa famille, ses affects. Elle bouleverse plus encore la confiance aveugle qu'on a dans le futur, dans notre vision du monde, dans nos attentes envers la vie. Pour ces raisons, comme nous l'avons vu, la maladie est souvent vécue comme une injustice, comme un événement inexplicable et immérité qui nous frappe.

Dans cette situation, le récit est un instrument puissant qui permet de retrouver une cohérence en nous et en ce qui nous arrive. Nous cherchons à remettre de l'ordre à travers le récit, à redonner un sens à notre vie bouleversée par la maladie, à redessiner notre identité. Le récit permet de faire renaître l'ordre là où la maladie a semé le chaos. Cette opération ne peut avoir lieu uniquement dans notre esprit, avec le langage intérieur, même si le dialogue avec soi-même est important parce que nous sommes les seuls à connaître nos réactions, nos bouleversements physiques ainsi que les sensations, images et pensées qui construisent notre vécu émotionnel. Bien que le langage intérieur soit nécessaire pour repenser sa propre expérience, pour mettre de l'ordre dans les émotions, pour comprendre ce que nous vivons, il est insuffisant parce qu'il lui manque un interlocuteur extérieur : le point de vue des autres qui est, par définition, décentré du sien propre, est indispensable pour mettre au point certains aspects dont nous n'avons pas conscience. La confrontation sociale est la seule à nous permettre de dépasser notre perspective égocentrique et à permettre d'observer notre situation de l'extérieur. Les autres sont une aide. Mais pas seulement parce qu'ils nous offrent un point de vue différent : ils nous permettent de construire un récit socialement partagé dans lequel les significations que nous attribuons à notre vécu, qui sont le fruit d'une élaboration personnelle, sont validées socialement. Notre autobiographie passe donc du statut « d'événement personnel » à « un événement social ».

C'est pour toutes ces raisons que le récit est un instrument indispensable non seulement pour trouver du réconfort, de l'aide et des conseils, mais surtout pour redéfinir avec les autres notre identité, nos projets et les modalités nécessaires à leur accomplissement. Comme nous l'avons vu, cette redéfinition de l'identité est particulièrement prenante dans la maladie chronique, dans la mesure où elle implique des changements continuels allant dans le sens d'une détérioration.

Raconter sa propre maladie au médecin, à l'infirmière ainsi qu'à ses proches et parfois même à des inconnus devient un moyen pour se retrouver soi-même et pour retrouver ses propres possibilités de développement. C'est un objectif qui nécessite un grand travail dans les structures sanitaires qui sont les lieux où, dans les corridors, le malade cherche à trouver des réponses à son besoin de parler, même avec des inconnus rencontrés par hasard. Il n'est pas difficile ni coûteux d'organiser des groupes de malades visant au récit et la stimulation de l'élaboration d'une narration orale ou écrite. Les expériences montrent que les résultats sont très bons et ce grâce à l'aide apportée au malade dans l'élaboration d'une image positive de soi et dans la reconstruction d'une nouvelle identité à travers son récit. Cela permet, en outre, de redonner du sens à ce qui est en train d'arriver. En effet, il existe un rapport étroit entre la construction d'histoires personnelles et le développement de l'individu.

Afin d'atteindre ces objectifs, des groupes d'entraide peuvent être suffisants dans certains cas, lorsque les individus mobilisent leurs propres ressources pour aider les autres et, ce faisant, s'aider soi-même en construisant progressivement une image positive de soi. Les groupes d'entraide sont utiles pour secourir les autres lorsque les compétences relationnelles, telles que l'empathie, dont dispose la majeure partie des individus, sont suffisantes. Il ne faut pas oublier que l'aide qu'on apporte aux autres favorise grandement le bien-être individuel. En revanche, ces groupes ne sont pas suffisants lorsque les problèmes imposés par la maladie sont tels qu'ils nécessitent la présence d'un professionnel pouvant favoriser brièvement l'élaboration d'une modalité plus adaptée et plus constructive pour affronter la maladie. La confrontation à des individus qui se trouvent à un stade plus avancé de la maladie peut être source d'angoisse et de pessimisme. À l'heure actuelle, les groupes d'entraide bénéficient d'un soutien positif du secteur de santé publique. Cependant, pour de nombreux services sanitaires, ces mêmes groupes peuvent constituer un alibi confortable servant à ne pas investir d'argent ni de ressources professionnelles là où cela serait indispensable.

IV.

S'aguerrir et s'endurcir sont deux choses différentes.
On confond beaucoup de choses
par les temps qui courent.

On a des angoisses trop fortes
pour ce malheureux corps.
Et l'esprit, l'esprit oublié, se racornit dans un coin.

Hetty Hillesum, *Une vie bouleversée, 1941-1943*

LA RELATION THÉRAPEUTIQUE

Plusieurs décennies se sont écoulées depuis que le journaliste Gigi Ghirotti a raconté son expérience de malade dans les hôpitaux italiens, rompant ainsi le silence qui planait sur la problématique du cancer, ce mal incurable dont même le nom était tabou. Malgré les nombreuses zones obscures qui subsistent, il faut reconnaître que, depuis lors, sont apparus des changements positifs. Le journaliste rappelait avec ironie, dans son reportage, les déclarations visant à rendre le patient protagoniste de sa maladie. Même s'il s'agissait de rumeurs isolées rapidement démenties par la réalité hospitalière, ces exhortations ont commencé à remettre en question des habitudes bien installées. Et cela provenait de diabétologues, c'est-à-dire de médecins qui s'occupaient précisément de malades chroniques. Ayant pris conscience qu'il est nécessaire d'impliquer les malades chroniques dans la compréhension et dans le traitement de leur maladie, qui se gère au quotidien tout au long de la vie, une relation nouvelle a commencé à s'établir entre le médecin et le malade et plus globalement, entre les patients et le personnel de soin. La raison substantielle à ce changement tient à ce que la maladie chronique ne peut être affrontée sans la collaboration active du patient, qui est le seul acteur capable de gérer efficacement la maladie dans la vie de tous les jours. Il en découle que le patient ne peut déléguer, de manière passive, le traitement au médecin et au personnel infirmier. Il ne peut non plus leur déléguer sa guérison ; de leur côté, les médecins et le personnel infirmier ne peuvent négliger l'engagement du malade dans la compréhension de sa maladie et dans sa prise en charge. Il résulte de cette condition un rapport étroit et continu dans lequel la subjectivité du malade ne peut être ignorée ni exclue : ce rapport est aujourd'hui décrit, par beaucoup, comme étant une relation entre partenaires qui travaillent ensemble afin d'atteindre le même objectif. La continuité est essentielle bien que l'organisation hospitalière ne soit pas toujours en mesure de l'assurer : sans elle, il n'existe ni relation thérapeutique ni collaboration.

Mon expérience m'a démontré que les médecins et le personnel de soin qui s'occupent des malades chroniques font preuve, en général, d'une capacité relationnelle supérieure à celle rencontrée dans les services sanitaires nationaux. Il faut reconnaître que s'occuper des malades chroniques est difficile et laborieux sur le plan psychologique : il s'agit non seulement de prendre en charge des individus qui ne guériront jamais, mais aussi dont l'état ne s'améliore que de brefs instants, quand il ne s'aggrave pas avec le temps. De plus, il n'est pas possible, avec ces individus, d'établir un rapport fugace comme le font certains médecins, comme les chirurgiens : il faut au contraire établir une relation continue à travers le temps, dans laquelle des attitudes de distanciation, de désengagement ou d'arrogance n'ont pas de place. Dans cette relation continue, à côté de quelques moments de gratification, le médecin et le personnel de soin connaissent de nombreux autres moments de difficulté et de frustration : c'est le cas lorsque, malgré tous les efforts, l'état du malade se dégrade, qu'il refuse la thérapie, qu'il rejette les conseils, qu'il ne collabore pas, qu'il déverse sur le médecin ses propres angoisses, sa mauvaise humeur ou encore quand il aspire à un miracle impossible.

Le lien qui se crée au fil des années entre le médecin et le patient est fort et important. C'est d'ailleurs pour cette raison qu'y naissent des conflits, des incompréhensions, des malentendus. Pour cette raison, aussi, s'opère une auto-sélection au sein du personnel de soin : celui qui aime endosser le rôle du sauveur, ou plutôt celui de vedette, celui qui aime se comporter en tant que « deus ex machina », ou encore celui qui développe des attitudes cyniques et détachées ne peut s'occuper des malades chroniques. Si, d'ailleurs, il a entrepris ce travail par erreur, généralement il l'abandonne. Pour prendre en charge des malades chroniques, il faut avoir de la patience et pouvoir tolérer des frustrations. Il faut aussi posséder cette capacité de pouvoir se mettre à la place des autres, développer avec le malade une relation significative et paritaire et aussi construire des alliances thérapeutiques durables et résistantes.

La relation entre médecin et patient n'est pas comparable à celle qui s'établit entre client et professionnel, comme un architecte ou un avocat. Le travail du médecin revêt une importance particulière en ce sens qu'il concerne le corps et la santé des individus et bien souvent aussi l'alternative entre la vie et la mort ou entre la souffrance et le bien-être. C'est pour ces raisons qu'on attribue avec beaucoup de facilité des pouvoirs thaumaturgiques au médecin. Les individus développent par rapport à lui des attentes miraculeuses, infondées et irréalistes, souvent à l'origine de ressentiments très forts puisque, dans cette conception des choses, il devient une cible privilégiée. La diffusion du système sanitaire a complexifié la relation : le rapport n'est plus régulé par l'échange direct d'argent bien que le paiement d'une prestation n'ait en soi jamais garanti de réciprocité et qu'il n'ait jamais non plus permis l'établissement d'une relation égalitaire, précisément en raison du pouvoir qu'exerce le médecin sur le corps et sur la vie.

Dans la plus grande partie des cas, la prestation qu'offre le médecin répond à un engagement qu'il a pris envers la société, à travers les services sanitaires nationaux, que le patient contribue à financer par les taxes qu'il paye. Ainsi, le rapport de réciprocité est rendu plus indirect, parfois même impersonnel, mais aussi plus libre et plus ouvert, avec de nombreuses possibilités et des points faibles. Il suffit de se rappeler que certains patients peuvent avoir le sentiment de perdre le contrôle d'une relation régulée par l'argent et la négociation avec l'apparition de comportements plus revendicateurs et peu collaboratifs. Il est donc nécessaire de récupérer une forme de réciprocité basée d'un côté, sur l'humanité commune aux protagonistes de la relation, reconnus comme des personnes dignes de respect et de l'autre, sur la coopération qui existe pour atteindre un objectif commun : celui du bien-être du malade. Dans ce rapport de partenariat, le médecin et le personnel de soin mettent à disposition du malade leurs compétences et leur professionnalisme en vertu de l'engagement qu'ils ont pris vis-à-vis de la société tandis que le malade offre une disposition à collaborer. Cette coopération qui, fort heureusement, se réalise plus souvent qu'on ne le pense, est seule à permettre le traitement et le développement personnel du malade dans les meilleures conditions malgré la maladie.

À ce propos, il faut rappeler que la communication entre le médecin et le malade, d'apparence si banale et évidente, constitue déjà un acte de coopération. En effet, la communication n'est jamais une transmission à sens unique de connaissances et d'informations ; elle est une construction commune de significations partagées qui implique les acteurs, celui qui écoute et celui qui parle, dans une attention et une compréhension réciproque. Pour cette raison, une bonne communication n'est jamais dissociée de l'empathie et de la capacité à se mettre à la place des autres : c'est une négociation dans laquelle se croisent les aspects cognitifs, les aspects motivationnels et émotionnels. Par conséquent, ce qui importe n'est pas uniquement ce qui est dit, mais c'est la manière dont cela est dit, aussi bien au niveau verbal que non verbal, ainsi que les conditions dans lesquelles s'établit la communication. Certaines conversations sur le pas de la porte du cabinet ou celles qui sont constamment interrompues par des sonneries de téléphone ou d'autres choses, ne peuvent déboucher sur une bonne communication même si leur contenu est formellement correct. De la même manière, certaines attitudes de détachement, voire même d'ennui à l'égard de malades chroniques, comme si ses questions étaient absurdes compte tenu de l'incurabilité du mal, rendent vaine toute prescription médicale.

LA CONFIANCE

Afin qu'il coopère, le malade chronique, plus que n'importe quel autre patient, doit établir une relation de confiance avec son médecin et avec le personnel de la structure qui le prend en charge : cette confiance n'est jamais acquise définitivement. Au contraire, elle se construit avec le temps. Mais en quoi cette confiance accordée au médecin consiste-t-elle ? Il ne s'agit certainement pas de lui déléguer la capacité à trouver une solution à chaque problème, ni d'ailleurs de le considérer comme un magicien tout puissant ou comme un thaumaturge infaillible. La confiance revient à s'adresser au médecin avec la conviction qu'il puisse agir de la meilleure manière étant donné sa compétence et son sens des responsabilités, sa science et sa conscience. Cette manière d'agir se fait en faveur du patient afin qu'il collabore tout en assumant ses propres responsabilités.

La confiance trouve son origine dans les premières expériences que l'enfant fait avec sa mère et les différentes figures d'attachement. Elle grandit ensuite et s'affine tout au long du développement, devenant peu à peu sélective. La confiance est à la base de nombreux comportements dans la vie sociale, d'où l'intérêt que lui portent aujourd'hui les économistes, qui la considèrent comme un des fondements du commerce et des échanges économiques. La confiance est indispensable à la vie sociale, ce qui la rend beaucoup plus diffuse qu'on ne peut l'imaginer. Par exemple, c'est sur base de la confiance que nous montons dans un avion et confions notre vie à des pilotes et des techniciens que nous ne connaissons pas, dont nous ne savons rien : en payant un billet d'avion et en respectant certaines règles de comportement, nous nous attendons à recevoir, en contrepartie, un service sûr et fiable régi par certaines règles, elles-mêmes respectées.

Pour qu'elle soit bien assise, la confiance dans les relations sociales entre adultes nécessite réciprocité et sens des responsabilités. Dans la relation thérapeutique, la pratique du consentement éclairé représente, du moins en théorie, la reconnaissance formelle de la responsabilité de chacun des acteurs de la relation : le malade d'un côté, le médecin et la structure hospitalière de l'autre. Malheureusement, cette pratique est bien souvent réduite à une pure procédure bureaucratique dans laquelle le malade, bien souvent, signe un consentement en réalité très peu éclairé. Il s'agit pourtant d'un moment capital pour renforcer une relation de confiance si on lui accorde suffisamment de temps, de dialogues, d'informations, de confrontations et si on prend la peine de distinguer les connaissances scientifiques des opinions et des croyances personnelles.

La confiance est minée par toutes les situations où la réciprocité et le sens des responsabilités sont déficients. Les médecins et services de soin font fréquemment les frais de comportements inadéquats de la part d'autrui : les patients ont souvent tendance à généraliser, dans les moments de crise et de colère, des épisodes d'incompétence, de manque d'organisation et de malhonnêteté. Il est certain qu'un malade ne peut faire confiance à un médecin s'il a des doutes quant à ses compétences, s'il constate un contexte organisationnel qui rend vaines les meilleures capacités professionnelles ou encore s'il est rongé par le doute qu'un traitement lui ait été proposé non parce qu'il est le meilleur pour son cas, mais parce que le médecin peut en tirer des avantages économiques ou matériels indépendants du bien-être du patient. En général, on insiste sur les aspects économiques et moraux des comportements peu professionnels, inefficaces ou malhonnêtes en oubliant les conséquences négatives qu'ils peuvent avoir sur la capacité du malade à affronter la maladie. En effet, le doute de ne pas être traité de manière correcte, de ne pas recevoir de soins adéquats ou de constater que ses propres droits ne sont pas respectés se traduit par un grand sentiment de vulnérabilité et d'impuissance. Les craintes sur la moralité de la gestion des soins de santé et sur le comportement du médecin augmentent le sentiment d'impuissance dans le vécu de la maladie ; au contraire, la force d'âme que peut avoir le malade trouve son point d'appui dans la conviction d'être traité de façon équitable, de ne pas être victime de favoritisme, d'être pris au sérieux et soigné de manière adéquate.

Le professionnalisme et la moralité d'une structure de soin et de son personnel constituent des facteurs de force qui potentialisent chez le malade des attitudes positives ; au contraire, l'injustice sanitaire est un facteur de vulnérabilité psychologique en plus d'être la cause de dommages objectifs. L'effet est le même lorsqu'on parle, et c'est fréquent, non de malhonnêteté mais de désorganisation et d'incapacité à coordonner de manière efficace les différentes composantes de la structure sanitaire. La vulnérabilité subjective s'en trouve augmentée.

Il ne faut pas cacher que la réalité de la maladie chronique, en tant que pathologie pour laquelle il n'existe pas de thérapie résolutive et dans laquelle même le traitement des symptômes est difficile, peut mettre à rude épreuve la confiance qu'on peut avoir en le médecin et la structure de soin. Il est plus que normal que le malade, exaspéré par l'absence de résultats, s'interroge sur les traitements auxquels il est soumis : sont-ils appropriés ? Sont-ils réellement les plus adaptés dans les différents traitements disponibles ? Le médecin n'est-il pas trop prudent à l'égard des nouveaux médicaments, ou, au contraire, trop confiant ? Il existe peut-être aux États-Unis ou en Europe des médicaments pas encore approuvés dans son propre pays pour des raisons de paperasse ? Pourquoi personne ne lui a-t-il jamais parlé des expérimentations qui sont en cours ? Doit-il réellement continuer à se faire soigner dans ce centre ? Ne pourrait-il pas partir à l'étranger ?

Ces questions, et bien d'autres encore, torturent l'esprit du malade chronique qui souvent, n'ose pas en faire part au médecin. Récemment, la diffusion de l'accès à internet a amplifié la possibilité pour chacun d'obtenir des informations sur les thérapies. Le résultat, bien souvent, consiste à se trouver confronté à un amas de nouvelles et de données dont beaucoup sont vénales et infondées. S'il ne dispose pas des connaissances et des cadres de références qui permettent de ne pas être submergé par les informations, le malade risque de se noyer ou d'être victime de propositions thérapeutiques fallacieuses, souvent illusoires, inefficaces et couteuses. C'est ainsi que les doutes à l'égard des thérapies et des traitements suivis, voire même parfois à l'égard du diagnostic, pourtant connu depuis des années, s'installent et croissent démesurément. Il ne faut pas être surpris par ces hésitations et ces angoisses : la démarche est normale étant donné que la maladie durera toute leur vie, sans solution, en subissant des détériorations progressives.

Dans les moments de difficulté plus que dans n'importe quel autre moment, seul un solide rapport de confiance avec le médecin permet au malade de ne pas se perdre et de faire des choix appropriés. La relation de confiance est indispensable pour l'adhésion au traitement, dans un rapport de collaboration et non d'imposition, dans lequel les résistances et les refus du patient sont acceptés. La capacité du médecin et de la structure de soin à obtenir la confiance du malade se mesure dans les moments les plus critiques : lorsqu'on propose des interventions thérapeutiques très invasives, destructrices et incertaines. Elle se mesure aussi dans la capacité à respecter les décisions. Recourir à l'autorité pour imposer une thérapie, comme cela existe parfois, constitue le signe dramatique d'un échec dans l'établissement d'une relation significative avec le patient.

L'EMPATHIE

L'empathie, du terme allemand « *Einfühlung* », sentir en soi, est la capacité à partager les émotions d'autrui sans les confondre avec les siennes et sans se confondre avec autrui. Il s'agit d'une expérience de participation émotionnelle consonante et appropriée fréquente dans toute relation humaine significative dont, en premier lieu, l'amitié et l'amour. Bien qu'il s'agisse d'une expérience émotionnelle, les composantes cognitives, en particulier la capacité à reconnaître et à distinguer correctement et de manière différenciée les émotions exprimées par quelqu'un d'autre à travers le corps ou à travers les mots ainsi que la capacité à se représenter ses états d'âme et son vécu comme étant différent du sien, sont particulièrement pertinentes.

Ces caractéristiques différencient l'empathie de la contagion émotionnelle, dans laquelle l'absence de différenciation entre soi-même et les autres provoque un partage affectif automatique et involontaire qui se traduit par une imitation instantanée sur le plan moteur, comme c'est le cas lorsqu'on adopte sans s'en rendre compte la position et l'expressivité de quelqu'un d'autre. La contagion n'implique pas la discrimination des états émotionnels d'autrui et n'implique pas d'avoir conscience de la nature vicariante de son propre partage. Elle trouve son fondement neurophysiologique dans les « neurones miroir » qui sont à la base des comportements d'imitation automatiques : présents aussi chez l'espèce humaine, ils s'activent lorsqu'un animal en observe un autre accomplir un mouvement. La contagion ne se limite pas à l'enfance, où elle a un rôle important et utile dans la relation mère-enfant. Elle peut aussi apparaître à l'âge adulte, comme c'est le cas par exemple, entre deux amoureux ou dans la foule. Chez un individu adulte et conscient de sa propre individualité, la contagion, sauf si elle apparaît dans une relation affective et personnelle, est vécue comme un danger.

Les formes les plus simples d'empathie, dont sont capables les enfants et qui persistent à l'âge adulte, sont caractérisées par l'égocentrisme : on a en effet tendance à attribuer aux autres des émotions que nous ressentons dans une situation similaire. Cela permet de comprendre et de partager les émotions des autres, mais pas encore de se représenter pleinement leur vécu. Dès lors les actions d'aide qui en découlent ne sont pas décentrées : ainsi, l'enfant qui aperçoit un adulte triste le console en lui offrant son propre nounours, et l'adulte réconforte son ami avec des mots qui pourraient l'aider personnellement dans une situation similaire.

Les formes les plus évoluées d'empathie sont, au contraire, modulées par la capacité de comprendre que le vécu des autres peut être différent de son propre vécu et de pouvoir quand même y participer ; par exemple, il est possible de participer à l'émotion et à la tristesse vécue par une personne malade même si nous aurions tendance, dans une situation similaire, à réagir par de la colère. Seul ce type d'empathie permet d'apporter une aide réelle aux autres. Ils sont réconfortés en agissant de manière consonante aux exigences d'autrui, bien différenciées et distinctes de soi, et non en faisant ce qui a priori pourrait nous soulager à ce moment. L'empathie évoluée dont nous parlons ici est une capacité essentielle dans un domaine comme celui des soins de santé, qui impose souvent ses propres habitudes par superficialité et par manque d'attention, sans réellement savoir se mettre à la place des autres (comme c'est le cas dans certains cabinets médicaux où la musique fonctionne à plein volume), ou sans qu'il n'impose carrément sa propre vision du monde et ses propres choix sans tenir compte du point de vue du malade.

Dans une relation de soin, il est indispensable que la capacité de partage empathique soit présente, sans quoi le malade, au lieu d'être traité comme une personne, sera soigné comme un corps inerte privé de toute émotion et de toute intériorité. En revanche, la contagion émotionnelle doit être évitée pour deux raisons : elle n'est d'aucune aide pour le patient et elle expose, en plus, le soignant à un partage émotionnel insoutenable et destructeur, particulièrement dangereux lorsque la relation est continue, comme c'est le cas dans la maladie chronique. Les soignants sont conscients, même si ce n'est pas toujours clair, que la contagion constitue un danger et ils expriment de nombreuses craintes par rapport à son pouvoir destructeur. Malheureusement, la capacité de partager en toute maturité sans tomber dans une contagion émotionnelle fait souvent défaut.

Confronté à un manque d'outils professionnels permettant d'éviter la contagion émotionnelle tout en facilitant le partage empathique, le personnel de soin utilise la négation et la cécité comme défense préventive. C'est le cas lorsqu'on évite de dialoguer et d'approfondir le vécu du malade, ou lorsqu'on évite de le regarder en face pour ne pas être obligé de recueillir ses expressions négatives ou encore lorsqu'on se réfugie dans la technique et l'action, ou au contraire, dans des attitudes théâtrales ou mièvres qui feignent une attention exagérée. Dans les cas les plus graves, on arrive à une objectivation vraie et propre du malade, qu'on peut exemplifier de différentes manières : appeler le malade par le terme qui désigne sa pathologie ou par le numéro de son lit au moment de l'hospitalisation plutôt que de l'appeler par son nom ; bavarder avec ses collègues pendant que sont pratiqués des soins douloureux et dérangeants sur le corps du malade, comme si on était en train de réparer un objet ; parler de manière futile, incessante et exagérée, allant au-delà d'une tentative normale pour distraire l'attention du malade, rendant impossible un quelconque dialogue. Malgré qu'il ne soit possible d'aider sans partage, la négation de la souffrance permet quand même la mise en place de pratiques techniquement correctes. Elle ne permet cependant pas d'accéder à une relation thérapeutique efficace et durable.

La conviction des soignants de ne pouvoir être d'aucune aide pour le patient lorsqu'ils sont victimes de contagion émotionnelle est tout à fait fondée. En effet, ils sont bouleversés par l'émotion et donc incapables d'exécuter les pratiques médicales nécessaires. Mais certains d'entre eux ne comprennent pas qu'il est possible de participer à la souffrance d'autrui en évitant une contagion émotionnelle et en garantissant par conséquent une aide maximale. Le danger de la contagion émotionnelle ne peut justifier, en somme, le manque d'empathie. La capacité à savoir partager de manière professionnelle et différenciée, avec une distance qui permet de participer à la souffrance d'autrui sans en être envahi, doit être travaillée tout au long du parcours formatif et professionnel des soignants. La confrontation continuelle et durable à un malade qui présente les mêmes symptômes, qui tendent d'ailleurs à s'aggraver avec le temps, nécessite de savoir moduler avec grande maturité le partage empathique pour ne pas en être bouleversé.

LE MALADE ENTRE LOGIQUE STATISTIQUE ET LOGIQUE CLINIQUE

Il n'est pas rare que le malade se plaigne de se sentir traité comme un numéro et non comme une personne dotée de spécificités individuelles physiques et psychologiques. Ce sentiment diffus renvoie à un des aspects les plus critiques de la relation entre le médecin et le patient dans la gestion d'une thérapie : l'utilisation d'une logique statistique plutôt que clinique. Afin de saisir les termes du problème, il convient de s'arrêter sur ces deux formes de raisonnement, qui servent différents objectifs.

La pensée logico-paradigmatique a été définie comme étant extensionnelle puisqu'elle recherche des lois générales universellement valides (comme le fonctionnement du cœur chez l'être humain), qu'elle construit des classifications (les adultes et les personnes âgées), qu'elle établit des liens de causalité (une bactérie spécifique à l'origine d'une maladie) et qu'elle étudie des cas individuels en relation avec des catégories plus générales (la maladie qui se manifeste chez un malade comme un cas particulier de maladie). Ce type de pensée utilise de manière privilégiée le raisonnement probabiliste et les statistiques (dans quelle mesure, par exemple, l'exposition à la fumée augmente la probabilité de développer un cancer). Dans ce type de pensée, on ne s'intéresse pas au cas individuel en tant que tel : il est mis en relation avec des catégories générales selon un processus vertical de subordination et de sur-ordination. La richesse et la variabilité des situations individuelles sont ainsi sacrifiées au profit de l'extension et de la recherche de lois générales qui vont au-delà d'un cas individuel.

En revanche, la pensée clinique est de type intensionnel et s'applique au cas individuel, considéré et approfondi dans son irréductible spécificité. Lorsqu'on cherche à comprendre une situation unique, ce type de pensée ne sacrifie en aucun cas la richesse et la variabilité, mais elle cherche, au contraire, à les conserver et à les analyser afin de recomposer une vision unitaire. On ne recherche pas de loi générale applicable selon des règles et constante : l'attention est centrée sur un cas spécifique, dont on cherche à comprendre les antécédents, les caractéristiques et l'évolution probable. Les formes de pensée intensionnelle ne se placent pas à un niveau inférieur par rapport aux formes extensionnelles, mais elles l'accompagnent en répondant à une logique différente de la logique paradigmatique, fonctionnelle à visée différente.

La pensée intensionnelle utilise des stratégies particulières de raisonnement, comme l'heuristique de la représentativité, qui considère certains événements comme étant les meilleurs représentants d'une catégorie déterminée. L'utilisation de cette heuristique dans la pensée paradigmatique et dans le raisonnement probabiliste est erronée dans la mesure où les événements les plus représentatifs d'une catégorie déterminée sont retenus comme étant les plus probables. En réalité, c'est l'inverse qui est vrai : un événement est bien moins probable lorsque ses caractéristiques distinctives sont nombreuses. Par exemple, un homme âgé de plus de 55 ans, fumeur et bon mangeur, qui possède des prédispositions pour un infarctus est bien représentatif de la catégorie à risque d'infarctus ; les personnes qui possèdent toutes ces caractéristiques sont en revanche moins nombreuses sur le plan statistique en comparaison à la totalité de la population. Par conséquent, il est moins probable de rencontrer un individu présentant toutes ces caractéristiques. En revanche, recourir à l'heuristique de la représentativité est indispensable sur le plan clinique parce que cela permet au médecin de prêter attention à ces groupes ainsi qu'à ces individus qui sont plus à risque pour leur santé.

La pensée paradigmatique et la pensée clinique doivent coexister si l'on veut répondre aux grands problèmes de connaissance et de soin que la maladie chronique impose et si l'on veut éviter les erreurs fréquentes de raisonnement qui peuvent conduire à de mauvaises décisions. La pensée paradigmatique, parce qu'elle ne s'intéresse pas à un cas singulier en soi, si ce n'est qu'en tant qu'aspect d'une catégorie plus générale, ne peut constituer l'unique, ni même la principale modalité de raisonnement lorsqu'on entreprend la prise en charge d'un malade. C'est sur base d'une pensée paradigmatique et d'une évaluation scientifique que l'utilité d'une thérapie est soumise à vérification sur de larges échantillons et jugée positive ou non. Mais c'est sur base d'une logique clinique que le médecin évalue l'opportunité d'une thérapie déterminée, à un moment précis, vis-à-vis d'un patient spécifique : c'est le malade, et non la maladie, qui doit être soigné. Chaque malade chronique sait à quel point cette évaluation peut être difficile. Chaque malade connaît aussi les échecs que le médecin et lui-même peuvent rencontrer. Des thérapies qui ont démontré des probabilités élevées d'être efficaces peuvent s'avérer inutiles pour certaines personnes, alors que d'autres, malgré l'évaluation de la faible dangerosité, peuvent s'avérer extrêmement dommageables pour un patient particulier.

Dans la pratique actuelle des soins de santé, deux cas de figure opposés, déséquilibrés et risqués, sont fréquents. D'un côté, on applique au malade, de manière mécanique, des protocoles thérapeutiques ayant été validés dans des expériences sur un grand nombre de personnes, sans se préoccuper de les adapter à un patient en particulier avec ses spécificités biologiques, psychologiques et relationnelles. Il manque, dans ces cas de figure, la capacité apportée par la pensée clinique : le patient n'est pas considéré comme un cas spécifique à comprendre et à soigner, mais simplement comme un cas particulier d'une classe générale. C'est précisément ce que les patients entendent lorsqu'ils se plaignent d'être traités comme des numéros et non comme des personnes, comme des maladies et non comme des malades et lorsqu'ils dénoncent le fait qu'on ignore leur spécificité. Dans les cas les plus graves, il semble carrément que le malade ne soit pas considéré comme une personne à soigner, mais un individu à intégrer dans une expérimentation, nationale ou internationale, dont d'ailleurs il ne connaît rien.

À l'opposé, le malade peut se trouver face à des propositions thérapeutiques qui se présentent comme attentives à sa spécificité biologique et psychologique et à la globalité de la relation qui unit ces différents aspects, mais qui ne possèdent aucune validation suffisante. La capacité clinique consiste, en revanche, en l'utilisation des instruments et connaissances qui découlent de la pensée paradigmatique et des résultats des expériences dans une praxis qui tienne compte de la spécificité d'un cas individuel, irréductible à une quelconque loi générale et fortement conditionnée par le contexte. La proposition de thérapies qui semblent être très individualisées, mais dont on ne perçoit aucun fondement scientifique, constitue un risque concret et une source de tension pour le malade. Je me rappelle l'anxiété dans laquelle me plongea la proposition que me fit un médecin d'utiliser un ensemble de substances chimiques et de divers médicaments non spécifiques à ma pathologie, selon des modalités et des dosages de sa propre conception. Cette proposition paraissait alléchante dès lors que les thérapies habituelles n'avaient pas fonctionné. Cependant, je refusai, car je faisais confiance au spécialiste qui me suivait. De plus, cette intervention thérapeutique ne me paraissait pas suffisamment fondée : je ne voulais pas servir de cobaye et je craignais d'en retirer plus de dommages que d'avantages. La décision négative que je pris reposait beaucoup sur l'attitude fortement critique du médecin par rapport à des thérapies internationalement reconnues, sur l'accusation qu'il porta en parlant de ma « passivité » et sur la menace de conséquences terribles auxquelles je risquais d'être confrontée. Je craignais de mettre ma santé et ma vie dans les mains d'un fanatique qui recourrait à quelconque manipulation psychologique pour convaincre les patients et qui recherchait un avantage économique important. Mais en tous les cas, ce fut un choix difficile et le doute subsista. Je n'ai jamais réussi à l'étouffer : cela revenait peut-être à perdre une opportunité potentiellement utile.

Il faut reconnaître que la difficulté de traitement de la maladie chronique conduit bien souvent le médecin et le patient à se mouvoir vers une zone d'ombre dans laquelle les choix sont difficiles et les points de repères incertains. Puisque, dans beaucoup de cas, les médicaments communément utilisés se révèlent inefficaces ou que leurs effets collatéraux apparaissent trop négatifs, on recherche de nouvelles thérapies, mêmes inhabituelles et peu consolidées, et de nouveaux médicaments, parfois prometteurs mais pas suffisamment expérimentés. Le médecin peut souvent se trouver en difficulté dans ses tentatives de ne pas négliger, d'un côté, des propositions thérapeutiques qui pourraient être utiles et de l'autre, des interventions qui pourraient s'avérer dangereuses parce que pas suffisamment testées. De son côté, le malade peut présenter des résistances face à des thérapies expérimentales dont la validation est encore en cours ou même face à de nouvelles thérapies, tandis qu'il peut se sentir perdu et trahi lorsque des thérapies validées deviennent invalidées ou qu'elles sont dépassées par de nouvelles découvertes. Dans tous ces cas, seul un solide rapport de confiance et une communication franche entre le médecin et le patient permettront d'affronter les décisions sans risque, dans une évaluation des coûts et des bénéfices qui tiennent compte de la globalité de la personne.

L'attitude clinique adoptée à l'égard du malade se fonde, en effet, sur l'attention portée à la totalité de sa personne, considérée comme un système dans lequel corps et esprit sont en étroite relation. Cette vision holistique de la personne et de son corps fait fortement défaut aujourd'hui dans la pratique des soins, en particulier en dehors des services qui prennent en charge des malades chroniques en continu. Dans l'organisation hospitalière actuelle, aussi bien au moment du diagnostic que par la suite, le malade a souvent l'impression que non seulement, on ignore la relation qui existe entre corps et esprit, mais aussi qu'on réduit le corps à une somme d'éléments mal assemblés, dont chaque spécialiste perçoit un morceau sans n'avoir jamais de vision d'ensemble. De cette manière, il n'est possible de prendre en considération ni le malade, ni même la maladie.

Cette parcellisation des interventions constitue la source de graves erreurs et de pertes de temps en plus d'être à l'origine de grandes tensions et de désorientation pour le malade ; pourtant, il semble que les structures de soin n'attachent aucune attention particulière à la dépasser dans la mesure où elles reposent sur des habitudes qui paraissent inchangeables. La question qui se pose est aussi bien culturelle qu'organisationnelle. Elle concerne aussi bien la relation entre les différents spécialistes et le médecin qui s'occupe du malade pour sa pathologie spécifique, que celle entre ce dernier et celui qu'on appelle communément le médecin de famille. Les échanges entre ces deux protagonistes, qui constituent des points de repères importants pour le malade parce qu'ils sont stables et continus, sont peu suffisants, en plus d'être modulés par le malade lui-même. Il se trouvera souvent dans la position inconfortable de devoir recomposer un cadre unitaire, sans en avoir les compétences ni la distance émotionnelle, quand il ne finit pas carrément au centre des conflits déchirants et destructeurs.

LES MÉDECINES ALTERNATIVES

Il faut admettre, avec humilité, que la connaissance de l'homme, de ses maladies et de leur traitement, n'appartient pas seulement à la médecine occidentale. Il faut pourtant également reconnaître, avec orgueil cette fois, que la médecine occidentale a abouti, dans de nombreux domaines, à des résultats extraordinaires et inaliénables. Elle doit son succès à une approche scientifique dans laquelle le corps est étudié comme une réalité objective à investiguer grâce à des méthodes objectives et cohérentes issues des autres sciences (comme la physique ou la chimie). Dans cette démarche, les tentatives thérapeutiques sont soumises à des vérifications expérimentales et validées à travers la falsification. C'est donc à cette médecine scientifique qu'on se réfère lorsqu'on parle de médecine officielle, reconnue par les services sanitaires nationaux dans les pays occidentaux.

Au cours des dernières années, d'autres médecines sont venues s'y ajouter, portant le nom de médecines alternatives. Sous ce terme sont rassemblés un nombre hétérogène de thérapies très différentes au niveau de leur origine culturelle, de leurs fondements théoriques, des substances impliquées et des vérifications effectuées : traitement aux herbes, médicaments orientaux et de cultures lointaines, homéopathie, interventions parapsychologiques, iridologie et beaucoup d'autres encore jusqu'à des pratiques empruntées de magie.

Le cas de la phytothérapie est celui qui se rapproche le plus de la médecine officielle, puisque sont utilisés des composants chimiques synthétisés, non en laboratoire, mais à partir de plantes dont l'efficacité repose sur la connaissance empirique et parfois même sur des expérimentations. En effet, pendant des siècles, la médecine a utilisé des herbes comme principal remède pharmacologique. Aujourd'hui encore, de nombreux médicaments découlent directement des plantes et contiennent des substances originellement découvertes dans le monde végétal et reproduites, par la suite, en laboratoire. Ce type de thérapie n'est donc pas nécessairement alternatif à la médecine officielle à partir du moment où l'efficacité des nombreuses substances d'origine végétale se trouve validée. Dans les médecines des autres cultures, en premier lieu dans la médecine chinoise, l'intervention thérapeutique prend place à l'intérieur d'une conception du monde et de l'individu qui est très lointaine des conceptions occidentales. Par exemple, l'acuponcture, caractéristique de la médecine chinoise, trouve de plus en plus de validation au niveau scientifique. L'OMS a établi une liste de pathologies pouvant être soignées via de telles thérapies. Le cas de l'homéopathie est peut-être le plus controversé puisqu'elle se présente comme une modalité complémentaire à une médecine officielle dès lors qu'on propose de soigner les maladies non avec des substances antagonistes mais au contraire avec des substances similaires. Les représentants des sciences médicales contestent la généralisation de ce principe en objectant qu'avec les dilutions effectuées, les remèdes homéopathiques ne contiennent, au niveau chimique, plus aucun principe actif et qu'elles n'ont pas plus de pouvoir thérapeutique qu'un verre d'eau fraîche.

Mais en substance, qu'est-ce qui différencie les médecines alternatives de la médecine officielle occidentale ? Le discriminant repose dans la vérification systématique et objective de l'utilité d'une thérapie. L'expérimentation en médecine a pour objectif que les convictions personnelles et subjectives quant à l'efficacité d'une thérapie se distinguent des démonstrations objectives quant à sa valeur effective. La recherche scientifique cherche à dépasser les erreurs, les stéréotypes, les croyances enracinées, les évaluations erronées à travers l'utilisation systématique de méthodologies et d'instruments qui garantissent au mieux l'objectivité des vérifications. La psychologie ne peut qu'approuver cette démarche. En effet, elle a démontré dès ses débuts, marqués par les études sur les illusions d'optique, que beaucoup de nos représentations sont leurrées et distordues. Il suffit de penser à l'heuristique de la disponibilité avec laquelle les événements qui sont mentalement plus facilement évoqués en raison de l'importance émotionnelle qu'ils revêtent sont considérés, de manière erronée, comme étant les plus probables. L'utilisation de ces heuristiques est fréquente dans la vie quotidienne où elles apparaissent utiles en raison de la rapidité qu'elles offrent. Elles sont, en revanche, fallacieuses dans la pensée paradigmatique, lorsque, par exemple, elles sont impliquées dans la démonstration de l'efficacité d'une thérapie. Aussi, la tendance à établir des relations de cause à effet sur base d'une simple contiguïté temporelle (*post hoc* équivaut à *propter hoc*), raccourci tellement fréquent dans l'agir au quotidien, n'a aucun fondement d'un point de vue logique. À l'heure actuelle encore, nombreux sont les individus qui considèrent que pour démontrer la validité d'une hypothèse, il suffit de trouver beaucoup de cas qui la confirment alors qu'il convient, au contraire, de démontrer qu'il n'existe pas de cas pouvant l'infirmer.

Afin de ne pas tomber dans ces pièges et raccourcis, la recherche scientifique s'en remet à la pensée logico-paradigmatique qui utilise, comme instrument de sélection, la méthode expérimentale, les statistiques et l'évaluation probabiliste. Les thérapies qui sont considérées comme fiables sont celles qui ont démontré, en comparaison avec un groupe contrôle, une efficacité supérieure à celle qui serait due au hasard. On a remarqué, en effet, qu'il peut y avoir des améliorations, et parfois même des guérisons, tout à fait indépendantes de thérapies spécifiques. Il suffit de penser au fameux « effet placebo», dont on découvre actuellement les fondements neurophysiologiques, qui illustre bien les liens étroits qui existent entre corps et esprit : l'ingestion d'une substance dépourvue d'effet thérapeutique a le pouvoir d'améliorer la condition du patient lorsque celui-ci est convaincu de son efficacité.

Les conditions associées à la maladie chronique rendent le malade particulièrement sensible à l'appel des médecines alternatives en particulier en raison de l'incurabilité de la maladie, réalité si difficile à accepter : si la médecine officielle, avec son impressionnant outillage scientifique et technique, n'est pas en mesure de guérir, ni même de soulager les symptômes les plus graves, le malade trouve légitime et presque nécessaire de se tourner vers d'autres médecines, même lorsqu'il n'est pas intimement convaincu de leur efficacité. Il a, en effet, l'impression de ne prendre aucun risque alors qu'il pourrait perdre une opportunité considérable s'il ne les essayait pas. En plus de la curiosité naturelle de l'être humain, s'ajoute ici le désir d'agir en premier lieu, et ensuite de se rebeller contre l'inaction à laquelle l'absence de traitement conduit de nombreux malades qui, après avoir expérimenté toutes les thérapies officielles, se retrouvent contraints de reconnaître qu'aucune thérapie leur est utile, et encore moins résolutive. C'est à ce moment-là que le désir d'essayer des médecines alternatives peut apparaître, soit pour se prouver à soi-même et aux autres qu'on explore toutes les possibilités, soit dans l'espoir naïf de trouver une réponse là où la médecine officielle a échoué.

Mais plus encore, le recours aux médecines alternatives semble être une revendication de sa propre subjectivité. À travers le choix individuel, en dehors du circuit officiel des services sanitaires nationaux et avec, par conséquent, une participation financière directe, les personnes affirment non seulement leur propre possibilité d'agir, mais avant tout, elles affirment la possibilité de choisir et de décider. Une attitude transgressive à l'égard de la médecine dispensée dans les services de soin peut se manifester, souvent exacerbée par le manque de confiance à l'égard du médecin ou plus généralement des services publics. La participation financière peut être vécue par certains comme un moyen de gérer, en tant que personne, le rapport thérapeutique dans une condition de parité et de non-subordination. De manière plus radicale, l'affirmation de sa subjectivité passe par le refus de la compétence spécifique du médecin et de la médecine officielle en général afin de revendiquer son propre pouvoir de décision, ses propres choix, sa capacité subjective à évaluer et à juger ce qui peut être utile et ce qui ne l'est pas.

Dans le monde occidental, la grande diffusion des thérapies alternatives, qui est majeure chez les personnes de niveau culturel moyen, semble, en somme, être attribuable à une tentative diffuse de récupérer sa propre subjectivité et au refus d'homologation dans médecine officielle dispensée à tout le monde. En réalité, paradoxalement, l'affirmation de sa propre individualité passe, dans ce cas comme dans beaucoup d'autres, par l'adhésion aux modes et par conséquent, par une nouvelle forme d'homologation. Il n'est pas surprenant que cette tendance soit particulièrement commune dans la maladie : elle remet profondément en question sa propre subjectivité et sa propre vie. Ces tentatives pour récupérer sa subjectivité sont, pourtant, souvent illusoires si on considère que bon nombre de ces propositions thérapeutiques nécessitent une adhésion dépourvue de sens critique, voire même une délégation totale ainsi qu'une subordination au guérisseur ou au marabout.

On dénombre ici les carences, graves et nombreuses dans beaucoup de pays, d'une culture scientifique, telles que le refus de la science et de la technologie qui apparaît parfois en raison de la désillusion consécutive au non-respect des nombreuses promesses. En premier lieu, les responsables de ces carences sont l'école et les moyens de communication des mass médias, tandis qu'en second lieu, la médecine officielle y a contribué pour beaucoup : son ton, trop souvent triomphaliste, qui n'a fait que cultiver la désillusion, tandis que les attitudes de mépris à l'égard des connaissances émanant des autres cultures et disciplines se sont retournées contre ceux qui manifestaient tant d'orgueil.

Mais ce qui favorise encore plus la désaffection à l'égard de la médecine scientifique est la maigre attention accordée à la subjectivité du malade, qui se manifeste de différentes manières dans la pratique des soins de santé : l'incapacité à prendre en considération la globalité de la personne en tant qu'être non seulement physique, mais aussi psychologique ; la parcellisation des interventions qui fragmente le corps en de nombreuses parties déconnectées les unes des autres ; les erreurs communicationnelles et relationnelles ; le manque d'implication du malade dans la compréhension de sa maladie, dans les choix thérapeutiques et dans leur mise en place, allant jusqu'à l'imposition forcée d'une thérapie. C'est surtout à ce manque d'attention à l'égard de la subjectivité du malade qu'il faut imputer le recours à des thérapies alternatives, recours qui est trop facilement étiqueté comme étant le fruit de l'ignorance et d'un raisonnement magique. Bien qu'il soit reconnu que beaucoup de thérapies alternatives sont associées à un ensemble de rites et de symboles favorisant le raisonnement magique, lui seul ne peut suffire à expliquer la diffusion de ce type de thérapies.

Par conséquent, une fois encore, il faut faire appel à un rapport de collaboration réciproque entre le malade, le médecin et la structure de soin pour organiser correctement une prise en charge qui fasse référence à des paramètres de médecine scientifique. Le malade est en mesure de recourir à la médecine scientifique de manière critique et en toute conscience s'il est aidé à comprendre la maladie à chaque instant de son évolution, s'il est impliqué dans les décisions thérapeutiques, s'il est placé dans des conditions pour gérer sa maladie au quotidien, s'il peut récupérer un sentiment d'auto-efficacité personnelle et s'il se sent respecté dans la subjectivité et la globalité de sa personne. Et dans les moments de doute et d'échec, moments tellement fréquents dans le long parcours de la maladie chronique, seule la confiance que le malade aura à l'égard du médecin et de la structure de soin le détournera des aventures thérapeutiques potentiellement dangereuses tant sur le plan physique que psychologique.

LA CONFIDENTIALITÉ

Le droit au respect de la sphère privée est, chez le malade, un des éléments les plus maltraités par notre système de soin, aussi bien du côté de la bureaucratie que de celui des soignants, voire même des patients eux-mêmes. On a l'impression, dans ce cas comme dans d'autres, que l'habitude et la hâte empêchent médecins et infirmiers de se rendre compte de violations pourtant manifestes de l'extérieur. Que dire, par exemple, des dossiers, qui contiennent les données de malades, qui traînent sur le bureau du cabinet pendant qu'on fait d'autres prélèvements et que quiconque pourrait parcourir en passant ? Dans tous ces cas, entre en jeu le phénomène connu de l'habitude, qui conduit à l'aveuglement et l'indifférence à l'égard d'aspects considérés prévus et peu importants. Le personnel de soin finit donc par ne plus prêter aucune attention à des actes désormais habituels et routiniers alors qu'ils sont, au contraire, une part essentielle de la souffrance et de la vie du malade. C'est une expérience que j'ai faite régulièrement lorsque j'enseignais dans une école pour infirmiers : les élèves de première année relevaient et critiquaient des aspects que le personnel ne remarquait même plus et que les élèves des années successives tendaient aussi à oublier. Ainsi, les élèves de première année étaient choqués par la manière, si rude et si brusque, avec laquelle les prises de sang étaient effectuées alors que ceux qui travaillaient en hôpital depuis des années y étaient totalement indifférents. Parmi les aspects qui sont négligés dans les services et les hôpitaux, il y a, par exemple, le fait de laisser la porte du cabinet de consultation ouverte, sans respect pour la confidentialité du malade. Il arrive que le malade subisse une prise de sang ou une visite médicale face à tous ceux qui passent par le couloir au même moment. Si le fait de garder une porte ouverte est beaucoup moins fréquent dans les cabinets médicaux, cette pratique est considérée normale dans les services hospitaliers. Par expérience, je sais à quel point les infirmiers peuvent être déconcertés par le simple fait qu'on leur demande de fermer la porte : ils répondent parfois par un net refus et une anxiété palpable. En réalité, il n'y a aucune excuse valable à cette intrusion dans la vie du malade, qui constitue souvent un dérangement à sa propre quiétude. Elle découle simplement de l'habitude et de l'illusion qu'a le personnel de soin de contrôler la situation en jetant un furtif coup d'œil des couloirs dans les chambres d'hospitalisation. Il existe en réalité bien d'autres systèmes de contrôle de la condition du malade dont un service moderne devrait disposer : un hôpital ne devrait plus ressembler à une caserne.

La frénésie du travail hospitalier peut parfois intervenir dans cette décision. Je me souviens d'un épisode dans lequel, étendue sur un petit lit près de l'entrée de la chambre du service et fatiguée de subir les regards de tous ceux qui passaient dans le couloir en plus des bruits agaçants qu'ils produisaient, je demandai qu'on ferme la porte. On me proposa de placer près du lit un paravent : j'objectai qu'il était bien plus simple de fermer la porte et l'infirmière répliqua qu'elle mettrait plus de temps si elle devait ouvrir la porte. Cette réponse apporte un bon éclairage quant aux difficultés dans lesquelles de nombreux soignants travaillent, même si elle ne peut justifier une pratique qui constitue une source de souffrance et de tension pour le malade.

Les pires violations de confidentialité proviennent toutefois de la bureaucratie. Dans les tristement célèbres CUP (« *Centri Unificati di Prenotazione* » ou Centres unifiés de réservation, indiqués par l'un des nombreux sigles dont sont truffés les services hospitaliers), il arrive, que pour se faire entendre, l'employé hurle à haute voix à travers la vitre, ou que le microphone amplifie dans toute la pièce le type d'examen qu'une personne est sur le point de réserver, ou le type de pathologie à indiquer. Si cette pratique n'est pas inoffensive dans les grandes villes, elle peut être désastreuse dans les centres plus petits, dans lesquels tout le monde se connaît. Et l'embarras qui s'empare du malade peut en plus concerner n'importe quel utilisateur du service de soin. Par exemple, je me souviens du trouble d'une très jeune femme dont la condition de femme enceinte avait été révélée à tous ceux qui attendaient pour réserver des examens, et du sentiment de honte d'un malade dispensé du payement d'examens « pour cause de pathologie », dont l'exemption avait été révélée à toutes les personnes de la file. Je me rappelle aussi des deux bureaux de fortune, placés à quelques centimètres l'un de l'autre dans l'un des couloirs de l'agence sanitaire locale qui s'occupe du renouvellement de la déclaration officielle d'exemption, dans laquelle de nombreux individus, moi comprise, embarrassés, déclaraient après une longue file, leur pathologie de manière facilement audible pour tout le monde.

En réalité (et je fais ici une rapide digression), la plus grande partie de la bureaucratie actuelle des services de soin est truffée de règles et de procédures souvent hostiles au malade, pas uniquement du point de vue de la confidentialité. Ces règles ne sont pas justifiées, contrairement à ce qu'on veut parfois faire croire, par la nécessité d'économiser ou de prévenir certains abus. Elles découlent simplement de l'incapacité des bureaucrates à se mettre à la place des malades et à imaginer des procédures fonctionnelles dont l'objectif est la prise en charge optimale de ceux-ci. Cet égocentrisme marqué, associé à une bonne dose de rigidité, conduit à des procédures utiles uniquement pour les instances qui les ont ordonnées, et non au personnel de soin, encore moins au malade. Les exemples sont très nombreux et chaque malade pourrait en faire une longue liste, variable en fonction des différentes régions de l'Italie et des différents pays. Je me limite à citer deux de mes expériences : l'obligation d'enregistrer auprès d'un spécialiste, totalement inconnu, de l'agence sanitaire locale, la prise en charge d'un examen diagnostique demandé par l'unique centre spécialisé de la région qui, en raison de son statut, a le devoir de soigner les malades de toute une région pour une pathologie spécifique ; la nécessité, en pleine ère télématique, d'apporter matériellement les consignes de prise en charge au médecin de famille et, ensuite de les rapporter au centre de réservation, pour revenir retirer les examens et les rapporter au médecin de famille ou au spécialiste.

Pour revenir au problème de la confidentialité, il faut malheureusement reconnaître que les malades eux-mêmes et leurs proches n'y accordent pas beaucoup d'attention. Je me souviens d'un épisode en particulier. Dans un hôpital, à un guichet interne des réservations, le personnel, avec beaucoup de bonne volonté, avait placé une ligne jaune par terre et un panneau très clair invitant les personnes à ne pas dépasser ce point si quelqu'un d'autre était au guichet. Lorsque j'y arrivai, je m'arrêtai juste avant la ligne et j'attendis que la personne devant moi termine sa transaction. Je me fis immédiatement agresser par les personnes qui me suivaient, qui me demandaient d'avancer jusqu'à arriver dans le dos de ce malheureux qui parlait au guichet, peut être avec l'illusion infantile que de cette manière, la file diminuerait.

Dans les chambres d'hospitalisation des services hospitaliers et du « *day hospital* » (les services sanitaires ne sont pas seulement truffés de sigles, mais aussi de termes anglais inutiles), l'attitude des parents et des amis est malheureusement trop souvent intrusive à l'égard des autres personnes hospitalisées. Cette intrusion ne relève certainement pas d'une mauvaise intention et elle est en général, favorisée par l'anxiété et le besoin d'être rassuré à travers la confrontation avec ceux qui vivent des expériences similaires. Malgré cela, elle est souvent source de tension et de malaise pour celui qui la subit. Dans nos hôpitaux, en particulier, où les chambres d'hospitalisation n'ont, dans la plupart des cas, pas moins de trois lits, les malades sont souvent contraints à une cohabitation forcée. Pour autant que cette condition puisse trouver des arguments économiques, organisationnels et architecturaux, elle augmente en général le malaise des malades puisqu'elle les oblige à partager leur intimité avec d'autres et leurs proches dans des moments de souffrance extrême, alors que personne ne s'y soumettrait même dans des conditions de bien-être. Il y a donc beaucoup à faire dans ce domaine, au niveau des différentes personnes impliquées dans la maladie avec leurs rôles respectifs.

V.

Oh, laisser celui qu'on aime entièrement libre,
le laisser vivre sa vie,
c'est la chose la plus difficile au monde.

Les gens ne veulent pas l'admettre :
un moment vient où l'on ne peut plus agir,
il faut se contenter d'être et d'accepter.

Hetty Hillesum, *Une vie bouleversée, 1941-1943*

NOUS ET LES AUTRES

L'être humain a été défini, avec raison, comme biologiquement social puisque sa vie et son développement ne sont possibles qu'au travers du rapport avec ses semblables. Les enfants de l'homme, qui ont l'enfance la plus longue de toutes les espèces, meurent si on ne prend pas soin d'eux pendant de nombreuses années ; de plus, ils ne se développent pas adéquatement si personne n'instaure avec eux une relation d'affection, ou plus exactement une relation d'attachement. La totalité du développement psychologique, même lorsqu'il est étroitement lié aux influences génétiques et au développement neurophysiologique, comme dans le cas de l'intelligence, est toujours régulée par les relations sociales : comme le démontre le cas des « bébés loups », élevés par des animaux, aucun enfant n'apprend à parler s'il n'a pas de relation avec un être humain pouvant communiquer avec lui, même s'il est prédisposé génétiquement à le faire.

Pendant la phase évolutive et tout au long de la vie, l'accomplissement personnel n'est possible que dans les relations sociales : même les pensées les plus intimes sont modulées par un instrument social, comme le langage. L'être humain est biologiquement doté de grandes capacités d'expression et de communication. Aussi, il est prédisposé au développement de compétences sociales sophistiquées qui lui permettent d'établir des relations durables avec ses semblables. Contrairement à ce qu'on croit souvent, au nom d'un darwinisme banalisé, la survie du plus fort, considéré comme le plus agressif, ne se met pas en place pendant le développement phylogénétique. Le gagnant est celui qui a le mieux su vivre en groupe, qui a de nombreuses fois été capable de reconnaître et de partager les émotions des autres, d'établir des rapports de collaboration, de protéger et d'aider ses compagnons.

Reconnaître la profonde sociabilité de l'individu ne signifie pas qu'on oublie que chaque personne souhaite exprimer sa propre indicible individualité physique et psychologique. Pour cette raison, chacun de nous tend à se réaliser soi-même en se différenciant des autres, en s'opposant à leurs tentatives d'oppression, de séduction ou seulement de similarité. Ce processus se réalise, en premier lieu, à l'égard des figures d'attachement de l'enfance, dont les premières sont les parents, et possède, à l'adolescence, un moment crucial et décisif pour l'affirmation de son identité séparée et différenciée, moment parfois bruyant et conflictuel. Ainsi, on souligne la double exigence qui accompagne l'individu tout au long de sa vie : établir des relations significatives et profondes tout en étant soi-même, en faisant ses propres choix sans subir de contrainte. Puisque ces deux exigences peuvent être en conflit, les tensions ne sont pas rares, comme on peut le voir dans les relations d'amour ou d'amitié : là où les liens sont les plus forts, la crainte de se perdre soi-même en l'autre peut être majeure.

Il est nécessaire de comprendre la complexité des rapports entre le « je » et le « tu » pour saisir la situation particulière dans laquelle le malade chronique se trouve dans ses rapports avec les autres et plus particulièrement avec les membres de sa famille.

Le malade, bien plus que toute autre personne, a besoin des autres et de leur aide ; il en a parfois tellement besoin qu'il n'est plus en mesure de vivre seul, soit de manière temporaire (comme dans le cas d'une détérioration de la maladie), soit de manière définitive (en cas de handicap). Cette condition de besoin peut provoquer un état de dépendance avec diverses conséquences. Il peut arriver que le malade se laisser aller plus que nécessaire à cette dépendance, dont découlent de nombreux avantages psychologiques, soit pour soi-même (se sentir aimé et entouré, même au risque de perdre son autonomie) soit pour l'entourage (se sentir utile, important, voire même supérieur). Dans ce cas, le risque est que le malade renonce à son développement personnel et à des actes qui seraient autorisés malgré la maladie (comme sortir seul) et qu'il réagisse à ce renoncement avec des épisodes récurrents de colère. À l'inverse, le malade peut revendiquer une autonomie irréaliste et aspirer à réaliser seul des actes qui pourraient s'avérer dangereux. De la même manière, il peut arriver qu'il interprète négativement des propositions naturelles d'aide, car considérées comme des tentatives pour limiter son autonomie et qu'il y réagisse de manière agressive. Il est fréquent que les malades évacuent leur colère sur ceux qui les aident en raison de la perte de la capacité à agir seul, sentiment qu'ils n'arrivent pas à exprimer différemment, ni à dépasser ou à résoudre.

Pour ces raisons, il est indispensable que le malade, les membres de sa famille et ses amis s'impliquent dans une communication claire et efficace, sans distorsion ni manipulation. On qualifie de « double lien » les tentatives de communication véhiculant des messages contradictoires qui placent celui que les reçoit dans la situation déplaisante de ne pas savoir vers quoi se tourner et de se tromper dans tous les cas.

Par exemple, une phrase de type : « Vas-y, de toute façon je suis toujours seul » autorise, d'un côté, un proche à sortir tandis que d'un autre côté, il génère un sentiment de culpabilité s'il décide de le faire. Il convient aussi d'éviter des excès d'intervention verbale si on se rappelle qu'il est surtout essentiel pour le malade de se sentir écouté et accepté dans sa souffrance. Ses expressions de douleur ne demandent pas de conseil immédiat, d'exhortation ou pire encore, de négation, même si elles sont motivées par le désir d'être positif. Souvent, les autres, embarrassés face à la douleur psychologique du malade et désireux de dire quelque chose de constructif, finissent par nier la souffrance avec des phrases toutes faites (la plus fréquente étant celle de nombreux téléfilms américains : « Tu verras, tout ira bien »), des suggestions inappropriées, des encouragements non demandés et des démonstrations d'optimisme déplacées. Je me souviens du sentiment d'étrangeté et d'éloignement éprouvé envers une amie qui minimisait ma condition lors d'un moment de grave détérioration : bien qu'elles fussent motivées par les meilleures intentions de mettre en lumière les aspects positifs de la situation, ces affirmations pointèrent une incompréhension profonde. En réalité, souvent, une simple affirmation de sympathie (telle que « je suis désolé ») vaut plus que beaucoup de paroles qui servent juste à contrer l'anxiété de celui qui parle et risquent d'envoyer des messages contradictoires. Même le silence peut être utile lorsqu'il traduit, entre des personnes capables de communiquer au niveau non verbal, une proximité et une compréhension qu'aucune autre parole ne pourrait exprimer.

La capacité à communiquer de manière efficace est particulièrement importante dans les situations dans lesquelles on a besoin d'aide ; c'est pour cette raison qu'on insiste aujourd'hui sur l'auto-efficacité dans la demande d'aide en tant que compétence de base à laquelle le malade doit s'entraîner. Comme nous l'avons vu, l'auto-efficacité concerne des capacités spécifiques et le fait de savoir demander de l'aide est indispensable pour le bien-être du malade et de ceux qui s'en occupent. Dans ce cas aussi, les risques concernent deux attitudes opposées : sous-évaluer ses propres capacités et demander de l'aide même lorsqu'on n'en a pas besoin, s'exposant ainsi à la dépendance ou au refus (aussi bien des proches que du personnel de soin) ou, au contraire, surévaluer ses propres capacités et ne pas demander d'aide, même lorsque cela serait nécessaire en raison d'un sentiment d'orgueil et d'autonomie mal placé. L'auto-efficacité nécessite une analyse lucide de ses propres potentialités, analyse à faire seul ou avec l'aide du médecin, du personnel de soin, des proches ou des amis. Ainsi, il est possible d'identifier quels sont les actes nécessaires et à qui s'adresser dans les diverses situations de besoin, de manière à pouvoir demander de l'aide adéquatement. Cette évaluation est continuellement soumise à des vérifications en rapport avec des changements introduits par la maladie, soit dans le cas d'une détérioration, soit en dépassant une aggravation temporaire.

ENTRE VISIBILITÉ ET INVISIBILITÉ

Il y a beaucoup de malades chroniques qui ne présentent aucun handicap manifeste ni signe évident de maladie. Ils apparaissent comme des personnes normales à ceux qui ne les connaissent pas ou qui les ont rencontrés dans des moments de bien-être relatif. Une observation plus minutieuse pourrait remarquer une démarche ralentie, une certaine gêne dans les mouvements, la pâleur du visage, des comportements étranges comme se rendre souvent aux toilettes ou éviter de prendre le bus. Il ne s'agit cependant pas de situations qui se réfèrent à la condition d'une maladie stable, mais elles sont considérées comme une singularité individuelle ou transitoire.

Souvent, surtout par le passé, lorsque j'annonçais à quelqu'un que j'avais une sclérose en plaques, je percevais sur le visage de l'interlocuteur non seulement de l'étonnement et de l'effroi, mais aussi de l'incrédulité, souvent traduite par des paroles claires exprimant des doutes, allant jusqu'à des exclamations de type : « On ne dirait vraiment pas lorsqu'on te voit ! ». Ces réactions ne mettent pas seulement en évidence la difficulté de l'interlocuteur à faire face à une réalité douloureuse qu'on préférerait ignorer ; elles démontrent très bien la condition existentielle ambiguë et contradictoire du malade chronique, dans laquelle cohabitent de manière marquée des aspects de similarité et de différence majeurs avec les autres.

D'un côté, il est une personne différente des autres parce qu'il a une maladie grave et durable. D'un autre, il est une personne qui apparaît comme les autres, pour de nombreux aspects et à de nombreux moments de sa vie ; en général, il fait tout pour se montrer le plus normal possible dans les situations sociales de la vie quotidienne, cherchant à exprimer le meilleur de lui et à éviter les activités qui révèleraient certaines de ses limites. Dans les moments d'aggravation et de rechute, le malade reste chez lui ou il est hospitalisé. Et seul ses proches et ses amis les plus intimes ont la possibilité de se rendre compte des conditions réelles dans lesquelles il se trouve. Souvent, pour autant que cela soit possible, les traitements sont choisis en fonction des vacances et on dissimule le plus possible les hospitalisations en prétextant des complications de maladies banales comme la grippe. Mais, tandis qu'aux yeux des autres, la situation rentre dans la normale après la crise et la rechute, il n'en est rien pour le malade.

En plus de lui permettre de ne pas être rejeté ou considéré différemment des autres, apparaître comme les autres peut être d'une grande aide pour le malade dans la mesure où cela le stimule à utiliser des ressources toujours actives et à donner le meilleur de lui. Malheureusement pourtant, cette normalité n'est qu'apparente. La maladie persiste, avec ses symptômes, ses limites, prête à s'aggraver à chaque moment, à rechuter, rappelant au malade qu'il n'est pas normal. Il suffit de peu pour que la maladie se révèle, pour que les symptômes, jusque-là occultés, se réveillent, précipitant des situations de grande souffrance. Une cigarette peut suffire, de même que l'absence de toilettes, un ascenseur cassé, une file dans un bureau, les limitations à l'utilisation de la voiture dans le trafic urbain ou trop de bruit : des désagréments qui, pour quelqu'un d'autre, sont facilement surmontables et solubles, s'avèrent insurmontables pour un malade.

En ce sens, le malade chronique est un témoin qui vit de manière particulièrement douloureuse des situations qui peuvent être source de souffrance pour des personnes non malades. Pour ces raisons, demander qu'on accorde de l'attention aux exigences de la quotidienneté des personnes malades ne revient pas à prétendre à un privilège. C'est, au contraire, demander un service pour tout individu et son bien-être, qui concerne de nombreux aspects : des projets urbanistiques à l'entretien des routes, de l'architecture aux moyens de transports, de l'accessibilité des bureaux publics à celle des magasins. Concernant ces aspects, la situation en Italie est particulièrement négative en comparaison à celle que l'on trouve dans les pays de l'Europe centrale ou l'Europe du Nord. Les administrations, qu'elles soient privées ou publiques, ignorent souvent les exigences des citoyens malades, et avec elles, celles de tout un chacun à partir du moment où tout individu peut se retrouver dans une condition de réduction physique : la santé, comme nous l'avons vu, ne peut se définir comme un état de parfait bien-être. C'est comme si elles considéraient, parfois même de manière explicite, que le malade « doit rester chez lui » et qu'il ne doit pas troubler, avec ses exigences, les habitudes qui se sont bien ancrées chez elles et qui sont d'ailleurs acceptées sans critique au point qu'elles apparaissent évidentes et indiscutables.

Tôt ou tard, tout au long des années de maladie, les rechutes, fréquentes et récurrentes dans de nombreuses pathologies chroniques, réduisent les moments où il est possible de se camoufler parmi d'autres personnes et elles amplifient de plus en plus les périodes dans lesquelles la maladie se manifeste gravement. Dans ces moments, les effets de la maladie deviennent publics, par exemple en raison des absences au travail, jusqu'à apparaître visibles près de personnes inconnues. Il devient ainsi impossible de continuer à dissimuler son état.

À ce propos, les choix des malades peuvent être très différents dès le début de la maladie. Il y a des malades qui rendent public le diagnostic dès le début (aux proches, amis et collègues de travail) alors que d'autres préfèrent une retenue importante ; il s'agit d'évaluations et de choix individuels que chacun doit faire en tenant compte du contexte dans lequel il vit et de ses propres préférences. Mais même lorsqu'on préfère la retenue, le moment où il n'est plus possible de cacher sa propre condition de malade arrive pour tout le monde. II faut être conscient que ce moment n'est pas sans conséquence : s'il est vrai qu'il permet d'éclaircir et de simplifier beaucoup de relations, il expose également au risque d'être confronté à des attitudes de rejet, d'exclusion, de tentatives de tirer des avantages d'une condition de faiblesse (dans les rapports de travail par exemple), de curiosité morbide et de manipulation.

Il existe dans la vie sociale des règles précises, appelées des règles d'exhibition, qui gouvernent l'expression de nos émotions négatives. Pour éviter une contagion émotionnelle et un mal-être, les codes sociaux, bien qu'ils divergent d'une culture à l'autre, censurent l'expression directe des émotions négatives, sur base d'un contrat social dans lequel on s'engage réciproquement à ne pas faire souffrir autrui avec nos propres peines. À l'exception de quelques rares moments, comme un enterrement, il est généralement considéré inopportun d'exhiber ouvertement aux étrangers sa propre souffrance même si les cultures méditerranéennes permettent une plus grande expressivité. Ces règles, qui sont nécessaires à la cohabitation sociale, peuvent conduire le malade à un vécu de non-communicabilité et d'étrangeté à l'égard des autres.

J'ai expérimenté de nombreuses fois combien il peut être difficile de répondre à la simple question : « Comment vas-tu ? ». En effet, une réponse sincère embarrasse souvent l'interlocuteur qui ne s'attendait pas à une réponse authentique. D'un autre côté, dans de nombreuses situations, il n'y a pas toujours de disponibilité chez le malade pour manifester clairement ses propres sentiments négatifs et ce pour diverses raisons : la crainte de trop se laisser aller, les tentatives pour entretenir une image de soi positive, le manque de confiance en l'interlocuteur et en sa capacité de compréhension. Une réponse conventionnelle et peu sincère peut cependant éloigner l'interlocuteur qui évitera, dans le futur, de manifester de l'intérêt alors qu'elle fera naître, chez le malade, un sentiment de fausseté, d'aliénation et d'incapacité à communiquer. Dans ce genre de cas, il peut être utile de chercher à identifier les personnes avec lesquelles on souhaite communiquer sincèrement et de maintenir une distance diplomatique avec les autres.

L'alternance entre les moments de bien-être relatif, lors desquels on cherche à faire face aux tâches normales de la vie quotidienne et à récupérer ce qui a été laissé en suspens dans la vie privée comme dans la vie professionnelle, et les moments lors desquels le retrait de la vie est quasi total, est source de nombreuses difficultés pour le malade et pour ses relations sociales. Elle rend difficile l'élaboration des activités, non seulement à long terme mais souvent, aussi, sur de plus brèves périodes. Le malade lui-même peut avoir des difficultés à juger ce qu'il est en mesure de faire, avec deux erreurs opposées de jugement : penser, dans des moments de bien-être, qu'il peut faire plus que ce qu'il est possible et élaborer des projets qui se révéleront irréalisables, ou alors sous-évaluer, dans des moments d'aggravation, ses potentialités concrètes. Dans le travail également, cette difficulté à évaluer peut conduire à prendre des engagements qu'on ne sera plus en mesure d'assumer ou alors, au contraire, à limiter de manière excessive ses propres activités.

En ce qui me concerne, après quelques erreurs, j'ai appris à ne plus prendre de décision immédiate lorsqu'on me fait une proposition, aussi simple soit-elle : en laissant reposer le projet pendant quelques heures ou quelques jours, mes limites et potentialités m'apparaissent plus claires et je suis en mesure de donner une réponse plus réaliste, récupérant ainsi un sentiment d'auto-efficacité et de normalité.

LA SOLITUDE

Le terme « solitude » fait référence à deux conditions très différentes. La première concerne le sentiment pénible de ne pas être en harmonie avec les autres, de n'avoir personne à qui parler, avec qui partager ses émotions, sa propre intimité, ou personne à qui demander de l'aide. Il s'agit du sentiment d'isolement qu'on peut éprouver pas seulement dans une foule anonyme, mais aussi, malheureusement, à l'intérieur des murs domestiques, avec les personnes qui nous sont familières. C'est ainsi qu'il n'y a rien de pire que l'expérience de solitude qu'on peut vivre en étant marié lorsqu'on est contraint à une intimité forcée avec une personne étrangère et lointaine.

Ceci est bien différent du simple fait « d'être seul », au sens de ne pas être avec d'autres personnes. C'est la solitude d'un après-midi passé à la maison, ou celle d'une personne qui vit, par choix ou par besoin, seule. Pour certains, cette solitude est définie comme étant bienheureuse (selon l'ancien dicton : *beata solitudo, sola beatitudo*). Pour d'autres, en revanche, elle constitue une condition dégradante, sinon tout à fait intolérable. Dans notre société, elle est souvent évitée, au risque d'inventer et de rechercher des situations, comme celle des boîtes de nuit, dans lesquelles on est physiquement avec les autres sans pour autant communiquer ni partager des choses significatives, conduisant à l'expérience d'un sentiment de solitude aliénant, comme il a été mentionné plus haut.

Le malade chronique risque de vivre souvent le premier type de solitude, en raison des difficultés à communiquer et à partager ses propres sentiments avec les autres, même lorsqu'il s'agit de ses proches. Au-delà des différences de tempérament entre les individus plus ou moins introvertis, le fait de souffrir en continu rend souvent difficile l'expression des propres états d'âme : pas seulement parce que parler peut être trop fatiguant, mais aussi parce qu'on craint que l'externalisation nous fasse devenir un poids pour les autres, ou encore par peur de les ennuyer en répétant toujours les mêmes choses. De leur côté, les autres peuvent craindre de devenir envahissants ou indiscrets, ou avoir des difficultés réelles à se trouver confronté à des états d'âme négatifs et persistants. Deux réactions totalement opposées peuvent être particulièrement douloureuses pour le malade : minimiser la souffrance, physique et psychologique, suscitant de l'incompréhension, ou l'exagérer, sans être d'aucune aide pour le malade, mais en l'accablant, en plus, du poids de devoir lui-même donner du réconfort. Puisqu'on ne peut pas prétendre à ce que les autres comprennent nos états d'âme et nos difficultés si nous ne les exprimons pas de manière explicite et sans ambiguïté, il est nécessaire que le malade s'engage dans la communication la plus claire possible avec les autres : pas avec tout le monde bien entendu, mais avec les personnes qui lui sont importantes et significatives.

Quant à la question d'être seul, la situation pour le malade peut être particulièrement contradictoire. D'un côté, le malade chronique ne peut vivre sans les autres : les membres de sa famille, les amis, les services sont une présence indispensable pour sa vie quotidienne et parfois même pour les soins corporels. II est certain que seule l'aide des proches et des amis permet au malade de survivre malgré les règles nombreuses et injustifiées qui régulent ses rapports avec les services de santé : pour se tirer avec succès de cette situation, paradoxalement, il faut avoir beaucoup de temps à disposition et être en parfaite santé. En même temps, cependant, la condition de maladie tend à éloigner les autres : la faible mobilité limite les rencontres ; la fatigue empêche de fréquenter des amis et de participer aux moments habituels qui marquent la vie sociale ; les rechutes entravent le maintien de rapports continus ; l'imprévisibilité – accentuée par certaines maladies – met à rude épreuve les relations sociales parce qu'elle ne permet pas de maintenir les engagements pris.

Pour toutes ces raisons, le malade risque un appauvrissement progressif de sa vie relationnelle ainsi qu'un isolement, dans la mesure où tout doucement, les autres se fatiguent de ses refus et de ses absences. Autour de lui se crée le vide d'une solitude non désirée et pleine d'angoisse. Il est donc indispensable que le malade travaille attentivement à maintenir le plus possible les relations avec les autres, valorisant sa propre capacité à construire et à conserver de manière efficace des relations sociales. Heureusement, il existe aujourd'hui de nombreux instruments, comme le téléphone et le courrier électronique, qui, malgré les limites imposées par l'absence d'une relation directe, permettent de rester en contact avec les autres sans bouger de chez soi ni même de son propre lit.

D'un autre côté, le malade, comme toute autre personne, a aussi besoin de moments et d'espaces de solitude. Parfois, même, il en ressent un besoin urgent, soit pour ne pas se sentir étouffé par la présence, bien que nécessaire, de ceux qui doivent souvent envahir son espace corporel, soit parce qu'il se trouve dans une condition de fatigue, de douleur ou de mal-être qui rend dérangeante la présence des autres, leurs discours, leurs mouvements, le fait qu'ils veuillent le toucher ou encore l'impression de devoir parler.

La demande du malade à vouloir rester seul ne doit donc pas toujours être perçue comme un refus de voir les proches ou les amis. Elle doit être respectée et acceptée de manière équilibrée. Elle peut exprimer un besoin de repos ou la nécessité d'avoir un moment de détachement nécessaire à la réflexion personnelle pour retrouver un sentiment d'individualité séparée. Parfois, dans cet objectif, le silence peut suffire. Il ne signifie pas un refus ni une fermeture, mais au contraire une occasion de se recharger et de gagner en profondeur.

LES AFFECTS

La sociabilité de l'être humain s'exprime de manière privilégiée dans les relations affectives : de la famille d'origine à la famille éloignée, du couple aux enfants, des amis de longue date à ceux plus récents. Nous établissons avec ces personnes des relations d'attachement, de confiance, de partage et d'aide réciproque qui peuvent durer toute la vie et qui ne sont pas nécessairement basées sur l'affinité génétique. Dans la culture du siècle dernier, en particulier grâce à la psychanalyse, la croyance de la suprématie de la sexualité et celle que les relations affectives en découlent étaient répandues. Les études sur l'attachement, réalisées pendant des décennies, ont réfuté et renversé cette position en montrant que les relations affectives sont primordiales. Les enfants les recherchent, car elles déterminent le bien-être dès le début de la vie. Il est nécessaire de le rappeler car souvent, dans notre société fortement sexualisée, il est difficile de saisir la valeur autonome des relations affectives. On tend ainsi à confondre les affects avec le sexe, considérant qu'il n'existe de liens affectifs en dehors de la pulsion sexuelle. L'idée que celle-ci précède toujours les affects est aussi répandue. On considère d'ailleurs qu'ils en découleraient. En réalité, tout au long de la phylogenèse, sexe et affects se sont développés de manière différente et chez l'être humain, dès la naissance, le développement du lien d'attachement à l'égard de la mère possède des bases innées qui précèdent le développement de la sexualité. Tout au long de la vie, la capacité à donner et à recevoir de l'affection est indispensable à la réalisation personnelle et au développement de l'identité.

Les situations affectives du malade chronique peuvent être très variées, en fonction des conditions personnelles (être marié, avoir des enfants ou ne pas en avoir) et de la maladie (à quel moment de sa vie on est frappé par la maladie et quelle est son évolution). Il n'est pas possible de procéder à une analyse minutieuse de cas d'espèce. Ce n'est d'ailleurs pas utile. Au-delà de la très grande variété des relations de chacun, la maladie chronique, quelle qu'elle soit, a un impact important sur la vie affective du malade tant au niveau de la famille que des amis. En effet, elle met en difficulté les relations : si certaines deviennent plus fortes, en raison notamment du besoin qu'à le malade d'être aidé, d'autres s'affaiblissent en raison du manque de temps et d'énergie qu'il peut leur consacrer. Ainsi, il devient difficile de rencontrer des amis qui habitent dans d'autres villes dès que les voyages deviennent trop fatigants. Ou des amis avec qui on partageait, dans les temps libres, des activités sportives devenues impossibles à pratiquer. De plus, de nombreuses personnes ont des difficultés à accepter la réalité de la maladie et à se confronter aux problèmes du malade : ainsi, elles tendent à s'éloigner, sans, du reste, que le malade tente de combler la distance en ressentant leur malaise.

En raison de l'engagement important qui est demandé aux partenaires dans la poursuite du projet de vie commune, désormais marquée par la maladie, et aussi en raison du déséquilibre qui se crée dans la relation à cause des besoins du malade, même les liens affectifs les plus intimes peuvent rencontrer des difficultés. Certaines situations peuvent être particulièrement critiques. C'est le cas, par exemple, lorsque le malade est également parent : être confiné dans le rôle de celui qui a besoin d'aide et qui ne peut plus apporter de soutien à ses enfants peut être une source de grande souffrance et aussi de culpabilité. De manière plus générale, il est fréquent d'avoir peur de créer des inquiétudes ou des problèmes trop graves que les proches ne seraient en mesure d'assumer, en particulier auprès de personnes plus jeunes dont on a la responsabilité éducative.

En réalité, n'importe quel malade a encore beaucoup à donner à ses enfants et à autrui : il suffit d'analyser attentivement ses limites et ses possibilités. Il s'agit de mettre en valeur ce que l'on peut donner et de compter sur une communication la plus claire possible. Parfois, le malade, qui craint de ne pas pouvoir construire de relation affective significative, ou de perdre ce qu'il possède à cause de la maladie, accepte des autres n'importe quel comportement, même le plus incorrect et le plus humiliant, afin de ne pas rester seul, dans l'illusion de recevoir leur affection. À d'autres moments, au contraire, c'est le malade lui-même qui utilise la maladie comme une arme lui permettant de garder près de lui des personnes en les obligeant à prendre soin de lui. Dans ces cas, des problèmes solubles, qui du reste sont communs à de nombreux couples dont la santé est bonne, ne sont pas gérés de manière adéquate. En ce qui concerne les affects, comme pour tout autre aspect de sa vie, le malade ne doit pas renoncer à être acteur de son propre développement, mais il doit s'engager dans la construction et le maintien des rapports affectifs qu'il juge significatifs. Ce qui est bien plus difficile que dans toute autre condition de santé, mais pas impossible.

Dans les relations affectives les plus fortes, il ne faut pas sous-évaluer le risque d'une contagion émotionnelle en raison de la proximité et de l'identification qui lie les proches et les amis au malade dans la vie quotidienne et tout au long des années de maladie. S'impose, par conséquent, pour eux aussi la nécessité d'apprendre à comprendre et à partager de manière différenciée ; dans cet objectif, des moments de détachement psychologique et physique par rapport au malade peuvent être d'une grande aide. Le syndrome de « *burn out* » n'est pas seulement un risque pour le personnel de soin (pour lequel ce phénomène dépend en grande partie de carences organisationnelles), il l'est aussi pour les proches. Ce terme fait référence à une situation d'épuisement total, dans laquelle quelqu'un brûle toutes ses ressources sans ne plus pouvoir être d'aucune aide pour le malade, ce qui crée, au contraire, des dommages à lui-même.

L'empathie différenciée permet de ne pas tomber dans cette situation. Elle sous-entend la capacité de ne pas attribuer au malade ses propres émotions de manière égocentrique, avec une projection qui est souvent source de grandes tensions entre le malade et ses proches. Elle consiste à se représenter son vécu de manière suffisamment différenciée et détachée. Souvent, les proches cherchent, avec les meilleures intentions du monde, à aider le malade en faisant ce qui pourrait les rassurer s'ils se trouvaient eux-mêmes dans une situation similaire, sans parvenir à se mettre réellement à sa place. Sans parvenir aussi à comprendre que le vécu du malade peut être profondément différent du leur, et que les actes qui peuvent l'aider sont différents de ceux qui les aideraient eux. Un bon rapport empathique se construit avec du temps et de l'attention. Il permet aux proches et aux amis de comprendre le malade et de l'aider vraiment, sans contagion émotionnelle ni confusion égocentrique. S'il existe une responsabilité de développement individuel dans la maladie, cette responsabilité s'élargit, d'une certaine manière à la famille, au couple ainsi qu'au cercle d'amis. Aussi proches ces personnes soient-elles du malade et aussi désireuses soient-elles de son bien-être, ces personnes peuvent endosser un rôle important grâce à une communication efficace, un partage empathique et la recherche commune d'une adaptation meilleure.

La crainte du suicide et sa réalisation constituent une des expériences les plus terribles pour les proches et les amis du malade. Comme il a été souligné depuis longtemps, le suicide n'est possible que lorsqu'un individu estime ne plus avoir de liens significatifs avec les autres. Il n'est pas possible de couper volontairement les liens avec la vie s'il existe encore des relations profondes avec d'autres individus, aimés et qui nous aiment. Nous souffrirons en les quittant et ils souffriront à leur tour à notre mort. Cependant, lorsque la maladie s'aggrave, il peut arriver que, malgré la présence de bons liens affectifs, la personne réprime volontairement les liens qui la lient aux autres parce qu'elle considère sa propre condition de souffrance et de vie désormais intolérable et indigne d'une existence humaine. Il s'agit ici d'évaluations subjectives qui, souvent, ne sont pas partagées par les personnes proches du malade. Elles constituent par conséquent une source énorme de souffrance pour eux.

Personne, pourtant, ne peut imposer à autrui ses propres significations et ses propres motivations à vivre ; on ne peut qu'aider la personne à les découvrir et à faire en sorte à ce qu'elles deviennent siennes, même dans les situations les plus tragiques. Pour ces raisons, le suicide du malade doit être respecté en tant que choix extrême bien que renonciateur, en tant qu'expression ultime d'une volonté d'agir sur son propre destin. Cette décision, qui appartient à l'auto-conscience de l'individu, ne peut jamais être totalement expliquée ni rattachée au jeu mécanique de causes connues.

Respecter le malade jusqu'au bout revient aussi à accepter l'inconnue qui subsiste jusqu'à sa décision finale en tant que choix autonome qui appartient à l'insondable profondeur de sa conscience. Attribuer la culpabilité aux proches, processus basé sur l'établissement de banales relations de cause à effet, est malheureusement fréquent aussi bien de la part d'étrangers que des proches mêmes. Cette attitude est totalement déplacée et représente, encore une fois, une tentative pour trouver, coûte que coûte, une explication rassurante face à un événement qui représente, en réalité, une source d'angoisse immense.

En même temps, le suicide est certainement une défaite face à la vie ; pour cette raison, il faut le contraster activement avec l'affection et l'engagement déployés dans l'aide apportée au malade pour qu'il vive une vie digne d'un être humain, même face à l'aggravation de la maladie. Le traitement de la douleur et le renoncement à l'acharnement thérapeutique sont les conditions indispensables pour tenter de trouver, ensemble, un sens à la vie, même dans les conditions les plus extrêmes.

LE TRAVAIL

Le travail, qui permet aux gens d'atteindre une autonomie financière indispensable à la réalisation de soi, ne constitue pas seulement une source de revenu. Par le travail, les individus contribuent également à la construction du bien-être de leur propre famille et de leur communauté, en se percevant comme des individus utiles à la société. Ils participent ainsi à son développement et à son histoire.

Comme pour les affects, les situations que chaque malade doit affronter concernant le travail sont très variées : en partant du jeune qui, à cause de la maladie, ne parvient à trouver un travail plus ou moins stable, en passant par les différentes difficultés de celui qui a un travail mais qui n'est plus en mesure de le faire comme avant, qu'on travaille de manière autonome ou en étant dépendant des autres, jusqu'à la perte du travail ou la pension anticipée en raison de l'évolution de la maladie. Les problèmes professionnels du malade chronique sont souvent méconnus et favorisent une tendance à l'éloignement même lorsque le malade pourrait encore, dans certaines conditions, travailler. Le marché et le climat de travail sont aujourd'hui de plus en plus caractérisés par une compétition et une efficacité – du reste souvent associés à un manque d'organisation – qui ne laissent aucune place à celui qui n'est pas dans des conditions parfaites et qui ne consacre pas au travail le maximum de son énergie : il semble qu'il n'existe de juste milieu entre le travail à des rythmes frénétiques et l'absence totale de travail, entre la fonctionnalité parfaite et l'expulsion du marché de travail. Cette condition, encore une fois, est difficile non seulement pour le malade chronique, mais pour beaucoup d'autres personnes, en particulier pour les femmes avec des enfants en bas âge.

Il s'agit d'une conception myope qui fait perdre à la société de nombreuses ressources humaines importantes : en effet, le malade est une personne qui, dans la majeure partie des cas, a encore beaucoup à donner sur le plan professionnel si on réussit à trouver une disposition et un rythme adéquats. C'est une question de choix organisationnels (comme un temps partiel ou un changement de fonction) mais aussi, et peut être surtout, d'attitude. En particulier, dans la mythologie actuelle de la compétition, on oublie souvent qu'un groupe fonctionne bien, qu'il est productif et capable de faire face à la concurrence externe justement grâce à la coopération entre ses membres, à l'attention réciproque et non grâce à la lutte des uns contre les autres. Il ne faut pas oublier que l'aide et la coopération possèdent des substrats biologiques et que le développement de l'humanité a pu être possible grâce à cette capacité, et non grâce à l'accablement des uns contre les autres. On oublie aussi que la flexibilité est la condition pour une meilleure adaptation, que ce soit pour un individu, mais aussi pour un groupe professionnel dans lequel la créativité n'est pas le résultat d'une compétition effrénée ; au contraire, c'est justement la coopération qui accompagne les solutions les plus flexibles et créatives. Ainsi, se demander quelle peut être la contribution du malade et chercher une disposition utile pour lui et pour le travail, au lieu de penser uniquement à tirer un avantage individuel et immédiat de son expulsion, représente un gain considérable pour l'organisation plutôt qu'une perte. Dans la majeure partie des situations professionnelles, il est possible de distinguer, avec un peu de flexibilité et d'inventivité, des activités différentes dans lesquelles le malade peut continuer à s'impliquer utilement, sans perte pour l'individu ni pour l'organisation.

La culpabilisation défensive de la victime trouve, malheureusement, une de ses pires expressions dans les ambiances professionnelles. Parmi les expériences les plus difficiles que le malade doit affronter, au moment où justement il fait le maximum d'efforts pour continuer à travailler, il y a celle où on l'accuse de mauvaise volonté, de désengagement par rapport à ses obligations professionnelles ou, pire encore, de profiter de la situation de maladie pour en tirer des avantages personnels, voire même de faire semblant d'être malade quand ça l'arrange. S'il est indéniable que l'alternance entre les périodes de présence et d'absence au travail peut créer des difficultés dans l'organisation, il est vrai aussi qu'il est possible de trouver des solutions à ces problèmes à partir du moment où on considère le malade comme étant toujours en mesure de donner une contribution importante, bien que de manière différente.

Très souvent, après une période plus ou moins longue, le malade se voit contraint d'abandonner son travail. En général, on arrive à cette difficile décision à la suite d'un processus lent et douloureux, qui oscille entre des moments où l'idée d'abandonner son travail apparaît inacceptable et infondée, et d'autres où elle apparaît réaliste et acceptable. L'évolution fluctuante de la maladie, avec ses améliorations et ses rechutes, offre un terrain favorable à ces hésitations : lorsqu'on va mieux et qu'on va travailler, on est convaincu de pouvoir le faire et il nous semble impossible de vivre sans travail, alors que les rechutes contraignent à une mise à distance physique et rendent le travail distant d'un point de vue psychologique également. En effet, lorsque les exigences primaires de la vie quotidienne sont en jeu, le travail devient psychologiquement moins important pour tout mécanisme de défense normal. De nombreuses fois, j'ai expérimenté ce va-et-vient, passant de la conviction de pouvoir continuer à travailler à la certitude que ce n'est plus possible. Parfois même, il suffisait d'un seul coup de fil pour que je ressente à nouveau mon travail comme un aspect auquel je ne voulais pas renoncer. Cette alternance peut être très longue et très usante : pour parvenir à quitter son travail sans souffrance excessive, il faut avoir pris une certaine distance par rapport à celui-ci, distance liée à l'évolution de la maladie et à l'acceptation de la réalité, c'est-à-dire à l'impossibilité matérielle de continuer à travailler.

Face au travail, à ses problèmes, face à l'aggravation de la maladie, il convient, plus que jamais, de procéder à une analyse objective de la réalité pour parvenir à des choix qui permettent une meilleure adaptation et un meilleur développement personnel. Certains malades commettent l'erreur de fuir immédiatement le travail même lorsqu'ils pourraient continuer à y faire face, soit en raison d'un manque de soutien social dans la sphère professionnelle, soit en raison d'une surévaluation des difficultés objectives de la situation. Dans ces cas, récupérer un sentiment d'auto-efficacité est nécessaire et cette récupération doit non seulement concerner la capacité technique à accomplir un travail, mais aussi, et surtout, la capacité à affronter les conflits et les tensions sociales relatives au climat professionnel.

À l'opposé, sur base d'un préjudice social diffus, d'autres malades considèrent qu'il ne peut y avoir de réalisation personnelle en dehors du travail. Cette conviction conduit le malade à persister dans la continuation de son travail même lorsqu'il n'est plus dans des conditions objectives qui lui permettent de le faire, et à vivre la mise à la retraite, ou un changement dans le type de travail, avec un sentiment d'échec et d'inutilité important Il y a de nombreuses difficultés concomitantes, comme les difficultés financières, les responsabilités professionnelles et familiales qui peuvent aggraver ce vécu. La flexibilité est ici fondamentale pour trouver une meilleure adaptation et pour faire des choix qui puissent conduire à un développement personnel et non à un appauvrissement. Lorsque le travail n'est plus possible, sous quelconque forme que ce soit, il est utile de chercher d'autres centres d'intérêts et d'autres formes de participation sociale, comme le bénévolat. Le changement ou l'abandon du travail comportent, dans chaque cas, une restructuration profonde de l'identité, de l'image de soi, du sentiment d'exister et des relations aux autres. Cette restructuration, toujours extrêmement prenante, est parfois longue et très douloureuse. Se joue en elle la possibilité concrète de retrouver un rôle actif au sein de la communauté et de la famille, conformément aux propres intérêts, aux préférences et aux possibilités de chacun.

LA VIE ET LA MORT

Il est arrivé à chacun de nous, croyant ou pas, de vivre des moments particuliers dans lesquels le sentiment de petitesse de son propre être a été accompagné par un sentiment d'unité, de participation à quelque chose dont nous ne sommes qu'une infime partie. Il peut s'agir d'une rencontre avec une civilisation antique, d'une réflexion sur l'évolution de la vie, de la lecture d'un vers de poésie, de la contemplation de la nature ou d'une œuvre d'art, de l'écoute de musique ou encore de méditation. En ce qui me concerne, rien ne me donne un plus grand sentiment de participation à l'univers que la contemplation d'un ciel étoilé en haute montagne. Loin de toute lumière, des milliers d'étoiles sont visibles et me rappellent que mon existence fait partie d'une aventure extrêmement ancienne et mystérieuse, commencée bien avant le début de la vie. Cette contemplation, bien qu'elle rende petits et insignifiants beaucoup de problèmes qui nous épuisent chaque jour, ne diminue pas la valeur de mon existence. Au contraire, ma vie humaine, limitée et fugace, m'apparaît comme un pctit morceau de l'histoire merveilleuse de l'univers, que je suis appelée à honorer en vivant au mieux mon existence dans le coin de monde et dans le laps de temps qui me sont impartis.

En regardant la voûte céleste, on renouvelle le sentiment d'émerveillement bien exprimé par les paroles de Immanuel Kant sur la loi morale qui réside en chacun de nous et sur le ciel étoilé au-dessus de nous

– qui, à l'époque, était certainement bien plus visible et appréciable qu'aujourd'hui, avec la pollution lumineuse et atmosphérique qui empêchent de voir le ciel depuis les grandes villes. Ces deux expériences sont liées non seulement parce que l'esprit humain est le seul, parmi tous les êtres vivants sur terre, à être en mesure d'évaluer la splendeur de la voûte céleste, mais aussi parce que notre esprit pensant est uni, bien plus qu'on ne le pense, à la matière de ce ciel étoilé. Les éléments qui forment l'univers sont les mêmes que ceux qui se retrouvent dans le système solaire et sur terre. Et ils sont aussi ceux dont la vie a tiré son origine : il existe une profonde unité entre le cosmos et la terre sur laquelle nous vivons. Dans ce petit morceau d'espace, à partir de ces éléments, s'est développée la vie, allant des formes les plus simples jusqu'à des formes plus complexes, qui sont toutes étroitement liées. Parmi elles, l'être humain a développé des potentialités telles qu'elles lui permettent d'être capable de pensée et d'auto-conscience, c'est-à-dire de réflexion sur soi et sur le monde environnant. La pensée est en mesure d'agir sur le monde d'une manière admirable et grâce aux instruments culturels dont elle s'est dotée – dont le premier est l'écriture – il est possible de dépasser les limites de l'espace et du temps. Il y a donc, entre la voûte céleste et notre pensée qui la contemple et qui l'admire, une unité profonde.

Même la mort trouve sa place au sein de cette unité. Pour le biologiste, la mort est partie naturelle de la vie : elle est le destin de chaque être vivant, qui rentre ainsi dans le cycle biologique de l'existence. Celle-ci ne peut se poursuivre sur terre que par les générations futures et la mort de chaque être, après une période de vie qui, pour chaque espèce, ne peut dépasser un maximum. Pour le scientifique également, vie et mort sont indiciblement liés dans les mondes physique et biologique. Pour le psychologue, l'esprit humain est l'expression la plus élevée que la vie ait jamais réalisée. L'esprit, qui naît du fonctionnement biologique du cerveau, avec ses pensées et ses créations, est soumis à ses limites et prend fin avec la dégradation de ses structures biologiques. Mais le psychologue sait aussi que l'esprit humain refuse radicalement l'idée de la mort, idée qu'il trouve inacceptable et contre laquelle il développe des pensées de transcendance et d'immortalité.

L'esprit humain, même lorsqu'il arrive à accepter la naturalité de la mort avec la partie la plus évoluée de sa pensée, se révolte profondément contre elle et la trouve intolérable. Les témoignages préhistoriques nous indiquent que nos ancêtres ont toujours donné une sépulture à leurs morts. Les sépultures et les convois funèbres montrent l'espoir d'un monde supra-terrestre dans lequel il est possible de continuer à vivre près des personnes aimées, en présence des choses et des animaux. Les sépultures témoignent soit du profond refus de la mort, refus qui a toujours accompagné les êtres humains, soit d'un lien affectif très étroit avec ses propres proches. C'est donc l'attachement aux personnes aimées et le refus de leur propre mort, plus encore que le refus de sa propre mort, qui sous-tendent l'espoir que la vie ne se termine pas avec la mort et qu'elle puisse continuer dans l'au-delà.

Contrairement à ce que beaucoup de gens estiment, une vision immanente de la vie ne conduit pas, en soi, au mépris pour la vie en général ni pour la vie humaine en particulier ni même à l'oppression des autres êtres humains. Au contraire, elle peut amener à une plus grande attention à ce que nous faisons envers les autres et envers le monde pendant la courte période où se déroule notre vie sur cette planète. La durée de notre existence est limitée et il n'y a pas d'autre possibilité de rachat ; la vie est donc une grande responsabilité qu'il faut assumer au mieux à l'égard de nos semblables, des générations futures et des autres formes de vie auxquelles nous sommes apparentés dans le monde physique qui nous accueille et dans lequel la vie est née. La prédisposition à une sociabilité positive – c'est-à-dire à la coopération, l'altruisme, l'attachement et l'amour – est inscrite dans les potentialités biologiques de l'être humain de la même manière que l'agressivité et la destructivité. S'il revient à la culture de choisir ou de favoriser le développement de l'une ou l'autre de ces potentialités, il revient à chaque individu de décider, dans les petites comme dans les grandes alternatives de l'existence, avec conscience et responsabilité, quel type de relation sociale privilégier avec les autres.

Une telle vision de la vie ne conduit pas inévitablement au désespoir. Au contraire, elle peut conduire à une acceptation de sa propre existence comme partie d'un tout qui s'écoule à travers le temps qui transcende chacun de nous, acceptation de laquelle découle un plus grand sens des responsabilités à l'égard de ce court moment de vie qui s'est exprimé à travers nous. La nécessite d'exprimer sa propre existence au mieux peut donc devenir un élément de force dans la maladie.

Le malade, en effet, peut rechercher une meilleure adaptation et un plus grand développement personnel pas seulement dans l'objectif d'un mieux-être, comme nous l'avons vu depuis le début de cet ouvrage, mais aussi en raison d'un besoin de vivre le plus pleinement possible la richesse merveilleuse, bien qu'imparfaite et douloureuse, qui nous a été donnée.

Quelle que soit sa vision de la vie, l'idée de la mort est beaucoup plus proche, pour le malade, qu'elle ne l'est pour la plupart des gens. Avec l'évolution de la maladie, le malade peut vivre un état de conflit important : d'un côté, désirer la mort pour mettre un terme à ses propres souffrances, de l'autre, craindre la mort car elle est, pour chacun, toujours une réalité inacceptable. Dans le monde occidental, ce que les personnes âgées et les malades déclarent craindre le plus n'est pas tant la mort en tant que telle, mais plutôt les terribles conditions dans lesquelles souvent, la vie se réalise dans les derniers moments, parfois durables, avant la mort. La douleur, la dépendance, le déclin physique et intellectuel, le fait d'être un fardeau pour les autres sont considérés comme étant bien plus intolérables que la mort en soi. Mais ici, on s'approche d'un thème tabou pour la société contemporaine, en apparence si ouverte, qui refuse la mort et tout ce qui l'accompagne bien plus que de nombreuses cultures du passé. L'affaiblissement du sentiment religieux n'a pas été contrebalancé par le développement d'une acceptation laïque de la mort. Au contraire, le refus de la mort s'est renforcé, de même que sa négation, le fait de la soustraire à la vue des autres pour la confiner dans des espaces technologiques dépourvus de relations humaines.

Le personnel de soin en particulier perçoit la mort comme une propre défaite et la nie encore plus que les autres personnes ; très souvent, il confond le prolongement de la vie végétative avec le prolongement d'une vie emplie de sens. C'est d'ailleurs ce que les malades craignent : l'acharnement thérapeutique, la douleur et les conditions qui, peut-être, se réaliseront dans les derniers moments de leur existence. Dans la société occidentale, face au pouvoir toujours plus important et invasif des structures et des équipements de soin, il y a beaucoup à faire pour recouvrer le droit de chaque personne de mourir dans des conditions humaines. Les acharnements thérapeutiques protègent uniquement ceux qui les réalisent parce qu'ils les rassurent par rapport à l'idée d'avoir fait le maximum pour maintenir en vie un malade, sans se demander si cette vie est réellement celle que le malade aurait souhaité pour ses derniers jours.

Le respect, au contraire, découle du dépassement de cet égocentrisme et de la conviction que même dans les derniers moments de vie du malade, il existe un sens qu'il faut trouver et réaliser ensemble.

VI.

Il faut savoir avouer ses faiblesses,
même les faiblesses physiques ;
et savoir se résigner à n'être pas tout à fait
tel qu'on voudrait être pour l'autre.

À chaque instant de la vie,
il faut être prêt à une révision déchirante
et à un nouveau départ
dans un cadre entièrement différent.

Hetty Hillesum, *Une vie bouleversée, 1941-1943*

SE CONFRONTER À LA RÉALITÉ DU DIAGNOSTIC

Recevoir le diagnostic d'une maladie chronique est un coup dur. Notre esprit doit faire face à un événement trop nouveau, trop différent, trop négatif, qui fait voler en éclat notre manière habituelle d'appréhender la vie et le futur. Dans l'immédiat, comme c'est souvent le cas lors d'évènements violents et inattendus, beaucoup de personnes font l'expérience d'un sentiment d'irréalité et le diagnostic n'est pas intégré comme étant un fait réel : « c'est impossible, je ne peux pas y croire ». Ce sentiment d'irréalité peut conduire, même pour un court instant, à mettre en doute le diagnostic posé : « c'est impossible, je me sentais bien avant hier encore, je suis jeune, je n'ai aucun antécédent familial, le médecin s'est trompé ».

Ce sont des réactions de défense immédiates, de courte durée, qui ne doivent pas être considérées comme pathologiques. Il faut du temps pour se familiariser avec la perspective d'avoir une maladie pour le restant de sa vie, maladie pour laquelle il n'existe, à l'heure actuelle, aucun traitement curatif qui permette d'envisager une guérison ni même une rémission temporaire. Je ne parle pas ici de l'acceptation de la maladie, qui est un long processus, chargé de bouleversements et de crises récurrentes, même pour celui qui est déjà malade depuis des années. Je parle de la phase d'avant, celle qui suit de près le diagnostic : se rendre compte que le diagnostic est réel, qu'il s'agit de notre réalité, pas uniquement pour aujourd'hui mais pour le restant de notre vie.

Paradoxalement, le diagnostic peut aussi être reçu avec un certain soulagement, du moins temporaire, pour celui qui, depuis quelques temps, voir quelques années parfois, à été confronté à des maux étranges sans y trouver d'explication. Ces personnes ont souvent erré d'un spécialiste à l'autre sans réussir à obtenir un diagnostic. Personne n'a réussi à comprendre ce qui était en train de leur arriver. Elles ont souvent eu la sensation désagréable d'être considérées comme des malades imaginaires ou simplement comme des personnes étranges et peu crédibles, qui grossissent des symptômes que personne ne parvient à relier à une maladie spécifique : si tant de médecins n'ont pu poser de diagnostic, cela veut dire que la maladie n'existe pas en dehors des craintes et des fantasmes de la personne. Pour ces raisons, recevoir enfin un diagnostic peut, dans certains cas, amener un soulagement : on est au moins reconnu dans sa souffrance physique et on sait maintenant contre quoi on doit se battre.

Cette situation est bien moins fréquente aujourd'hui que dans le passé. Pour de nombreuses pathologies, y compris pour la sclérose en plaques, les nouvelles techniques d'examen permettent de trouver plus rapidement le diagnostic. De manière plus générale, obtenir un diagnostic fiable en peu de temps est important non seulement pour organiser une thérapie – même si elle n'est pas curative – et soulager les symptômes physiques, mais aussi pour des raisons psychologiques. L'esprit humain craint fortement le danger qu'il ne connaît pas et qu'il ne peut identifier.

L'anxiété qui peut découler de l'incertitude diagnostique est un facteur de stress qu'il ne faut pas sous-estimer. C'est notamment pour cette raison que la phrase que j'ai entendu un jour d'un médecin, « à quoi cela sert-il de se plaindre de ne pas avoir reçu rapidement le diagnostic s'il n'y a pas de traitement ? » est insensée.

Une fois que la phase d'irréalité et d'incrédulité est dépassée, la confrontation avec le diagnostic, accepté désormais comme une réalité, provoque de vives émotions : peur pour le futur (« que va-t-il m'arriver ? »), colère vis à vis du malheureux destin qui nous frappe (« pourquoi moi ? »), sentiment d'être victime d'une injustice (« j'ai déjà tellement souffert dans ma vie »), tristesse pouvant aller jusqu'à la dépression. La colère peut se retourner contre les médecins, qui clarifient avec honnêteté le caractère chronique de la maladie, quelle qu'elle soit. Dans le cas de la sclérose en plaques plus particulièrement, beaucoup s'en prennent à la définition même de la maladie « neurodégénérative démyélinisante », qu'ils trouvent blessante : ne pouvant s'attaquer à la maladie, on attaque alors celui qui donne le diagnostic. Il est malheureusement vrai que le diagnostic est souvent communiqué brutalement, d'une manière bien trop technique, dépourvue d'empathie et de considération et sans égard pour l'angoisse du patient. L'annonce du diagnostic doit prendre place dans un lieu adapté (certainement pas le corridor!) et se déployer dans un temps suffisant pour permettre l'écoute et le dialogue, en plus d'une attitude authentique d'engagement. En revanche, il faut se rappeler que dans chaque situation, il est du devoir du médecin de ne pas dire de mensonge de même qu'il est du droit du patient de prétendre à la vérité. Les mensonges peuvent contenir l'angoisse pour un court instant mais les illusions qu'ils cultivent, justement parce qu'elles sont dépourvues de fondement, ne peuvent permettre chez le patient des réactions positives à une maladie qui va l'accompagner toute leur vie. Les illusions, par ailleurs, peuvent pousser à tomber dans les mains des personnes sans scrupules et sans aucune compétence. Les récents faits divers italiens sont riches d'exemples de ce genre.

Connaitre la vérité sur le diagnostic est donc indispensable. Je le souligne parce qu'il arrive encore souvent de rencontrer des familles – les parents, mais pas uniquement – qui voudraient garder le principal intéressé dans l'obscurité du diagnostic. Outre le fait que ceci est impossible d'un point de vue légal quand il s'agit d'un adulte, cette demande pourrait se traduire par une trahison du rapport de confiance qui doit exister entre les personnes qui sont liées d'affection. Pour ces raisons, le malade, même lorsque le diagnostic lui a déjà été caché très peu de temps, se sent trahi. Bien que cela soit motivé, sur le plan conscient, par un désir de protection, la demande de cacher un diagnostic peut dissimuler parfois un désir de contrôle dans une situation d'inégalité entre les membres d'une famille ; mais bien plus souvent en revanche, cette demande révèle la difficulté personnelle qu'à le membre de la famille, surtout s'il est parent, à accepter ce qui est, pour lui aussi, une réalité très difficile à accepter. Le vécu de trahison concerne parfois aussi le médecin : comme nous l'avons vu, la maladie chronique nécessite une collaboration durable qui ne peut se mettre en place si le malade n'a pas connaissance du diagnostic et s'il ne peut se fier à la sincérité du médecin.

Rapidement après le diagnostic, certaines personnes n'acceptent pas leurs émotions négatives et se replient sur elles pour paraître sereines à tout prix, souvent pour ne pas encombrer les membres de la famille. Beaucoup de personnes ne veulent pas entendre parler de la maladie et encore mois se confronter à ceux qui ne sont pas touchés par la maladie. Je me souviens très bien de la réaction que j'avais quand, juste après le diagnostic, j'entendais parler à la télévision de sclérose en plaque. J'avais immédiatement mal au cœur ; je ressentais l'envie d'écouter attentivement et d'en savoir un peu plus mais, en même temps, j'aurai voulu m'enfuir, partir, ne rien entendre, éteindre la télévision. Je l'ai d'ailleurs fait plus d'une fois. Même les visites dans le centre dans lequel j'étais prise en charge étaient sources de tensions. Je rencontrais des personnes avec des dommages graves et visibles et je pensais avec anxiété : « Est-ce que c'est aussi mon futur ? Quand cela va-t-il arriver ? ». Couchée sur le lit avec la perfusion, j'écoutais les récits d'une voisine de chambre et la peur m'envahissait : « Ce sera quoi, mon destin ? Comment vais-je faire dans ma vie de tous les jours ? Arriverais-je encore à écrire ? ».

« JE VEUX Y ARRIVER SEUL »

Immédiatement après le diagnostic, chaque malade vit un affolement d'émotions négatives et de fortes réactions défensives, tout à fait compréhensibles et inévitables en bien des aspects ; cependant, ceci est très dangereux. Cela doit donc être limité dans le temps. Le danger réside dans le fait que cela ajoute à la maladie une aggravation de la souffrance qui pourrait être évitée ou réduite et parce que la personne malade risque de rester emprisonnée dans une cage qui l'empêche de faire face au défi irrémédiable que la vie est en train d'imposer, ici, maintenant et pour toujours. Pour éviter tout ceci, il est important d'intervenir rapidement après le diagnostic à l'aide d'un soutien psychologique dont l'objectif est double : fournir à la personne malade les outils pour ne pas être submergée par les émotions négatives et les réactions de défense inadaptées ; apprendre à faire face à la maladie en mobilisant les meilleures ressources personnelles.

Je souligne que la nécessité de cette aide psychologique ne découle pas de la problématique de la personne, mais des difficultés considérables qui sont imposées par la maladie chronique. Elles l'accompagneront tout au long de sa vie et imposeront une restructuration permanente de soi-même, de son identité, de ses propres objectifs et aspirations, et des modalités pour les atteindre. La maladie, comme nous l'avons vu, est un défi pour le développement personnel et pour la réalisation de soi. Il faut donc regarder la personne malade dans une perspective de développement personnel et non dans une perspective psychopathologique, comme c'est malheureusement souvent encore le cas ; dans cette vision dynamique et prospective, l'attention se focalise sur les meilleurs moyens d'affronter les défis complexes imposés par la maladie. Les médecins, les professionnels de la santé et la personne malade doivent adopter cette vision positive ; à partir du moment où sa propre vie sera désormais imprégnée de la maladie, il s'agit de vivre cette vie au mieux, même avec la maladie ; vivre, et pas survivre.

L'expérience de ces années a confirmé que de nombreuses personnes disposent de très grandes ressources personnelles qu'elles parviennent à mobiliser d'une manière admirable et avec une force extraordinaire. Pourtant, disposer de ces capacités n'est pas une bonne raison pour refuser une aide spécialisée, car celle-ci permet de moins souffrir, de perdre moins de temps et d'apprendre rapidement quels sont les meilleurs moyens pour affronter la maladie dans la vie quotidienne. Concrètement, il s'agit d'offrir à tout le monde l'opportunité d'un soutien psychologique. Je sais bien que les préjugés sur l'utilité du recours à la psychologie sont nombreux ; ils continuent à priver beaucoup de personnes d'une opportunité qui leur permettrait d'affronter au mieux la maladie chronique et ses lots de difficultés. Ces préjugés concernent ceux qui sont touchés par la maladie autant que les acteurs de la santé et sont attribuables à la croyance que le psychologue s'occupe uniquement d'un état psychopathologique. Par conséquent, le malade refuse souvent un soutien psychologique parce qu'il pense qu'il s'adresse plutôt aux personnes atteintes de folie, ou simplement étranges, incapables ou bonnes à rien. Il ne se reconnaît pas là-dedans et a même tendance à craindre ces situations. Il est pourtant indispensable de pouvoir adopter une vision dynamique et prospective qui considère les défis complexes qui sont posés à la concrétisation personnelle de la maladie ainsi que les meilleurs moyens d'un faire face.

Ainsi, il n'y a pas de personne pathologique ou problématique à soigner mais une maladie chronique, source de difficultés considérables, qu'il faut affronter avec les meilleures ressources personnelles. Le soutien psychologique permet justement de découvrir ces ressources et de les mobiliser. Il s'agit, en somme, de considérer le recours au psychologue comme une opportunité d'optimiser son propre parcours développemental : c'est toujours à la personne d'agir, sans dépendre ou déléguer, avec de meilleurs outils pour faire face à sa vie quotidienne. En effet, l'aide psychologique permet d'activer d'importantes ressources pour affronter les difficultés diverses et considérables imposées par la maladie. C'est donc une erreur de dire, comme c'est souvent le cas, « je veux y arriver tout seul », opposant cette affirmation à l'aide. Même avec une aide psychologique, en réalité, nous sommes toujours « en train d'y arriver tous seuls », parce que personne ne peut nous remplacer dans la vie quotidienne.

Ainsi, après le diagnostic, nous nous retrouvons souvent dans une situation paradoxale : les personnes se trouvent dans le moment ou l'aide psychologique pour affronter les problèmes de la maladie est la plus nécessaire mais en même temps, elles la refusent facilement. En réalité, les mécanismes de fuite et de négation sont fréquents et conduisent à ne pas vouloir parler de la maladie ou à ne pas vouloir se confronter à tout ce qui peut la rappeler. Pour ces raisons, il est important que l'aide psychologique soit proposée par les centres spécialisés comme une possibilité normale de soin, au même titre que les traitements pharmacologiques ; tant que cette proposition restera rare, elle ne pourra jamais être considérée comme une opportunité normale à saisir. À l'heure actuelle, ceci est fait de manière très sporadique en Italie, avec une perte de ressources, de temps et de bien-être et parfois même un abandon des traitements médicaux. La conception d'une psyché en tant qu'unité distincte du corps, semble perdurer chez beaucoup de spécialistes de la santé, comme si l'esprit et le cerveau n'étaient pas étroitement dépendants l'un de l'autre dans la globalité de la personne.

Depuis quelques années, dans le but d'améliorer cette situation, je suis responsable scientifique d'interventions psychologiques de groupe pour les personnes qui ont reçu un diagnostic de sclérose en plaque il y a moins de trois ans [ce projet est le fruit d'une collaboration entre la Fondation Cosso (San Secondo di Pinerolo, Turin), le Département de Psychologie de l'Université de Turin et le CReSM (Centre régional de sclérose en plaque) du Centre Hospitalier Universitaire « San Luigi Gonzaga » d'Orbassano (Turin)].

Il a été décidé que cette activité se déroule en dehors du milieu hospitalier qui génère souvent de l'anxiété et qui évoque des expériences négatives. Au contraire, nous avons opté pour une ambiance d'une beauté architecturale particulière et naturaliste, plus à même de valoriser les participants et de favoriser chez eux l'installation d'une disposition positive, dans un contexte normalement utilisé pour des activités culturelles.

Cette expérience pluriannuelle, qui est régulièrement soumise à une évaluation et qui a déjà démontré son efficacité, a confirmé que les points identifiés dans les chapitres précédents sont des nœuds centraux pour le malade chronique. Il doit, en effet, apprendre à vivre avec une maladie, ce qui nécessite de rechercher des objectifs significatifs compatibles avec les limites qu'elle peut poser, qui permettent de donner du sens à sa propre vie et de soutenir l'accomplissement de sa propre identité ; en même temps, la personne malade doit apprendre à utiliser les meilleures stratégies pour atteindre de manière efficace les objectifs définis. En outre, elle a besoin d'apprendre à contrôler ses émotions négatives, à favoriser les émotions positives et aussi à recourir à une bonne communication aussi bien avec les membres de sa famille qu'avec le personnel médical.

Une double invitation est née de cette expérience positive. D'abord, adressée aux personnes malades, dès lors qu'elles acceptent de se confronter aux difficultés quotidiennes imposées par la maladie et qu'elles consentent à une aide psychologique. Accéder à cela n'est pas une honte : au contraire, c'est un signe d'intelligence et d'attention pour soi-même et pour les personnes qui comptent pour nous. L'invitation est en même temps un reproche fort adressé à la santé publique. Coupable, elle continue à négliger, comme si cela n'était pas de sa compétence et de ses intérêts, les aspects psychologiques ne s'occupant ainsi pas, dans les faits, de la santé et du bien-être des personnes malades alors que cela devrait être, au contraire, son devoir. Il y a un grave retard culturel, en Italie, à ce propos ; il n'y a plus aucune justification à cela, parce que les modalités pour offrir aux individus la possibilité d'affronter au mieux la maladie et donc de vivre au mieux leur vie même avec une maladie, sont désormais bien connues et scientifiquement fondées.

ÊTRE MALADE À L'ÈRE D'INTERNET

Si certaines personnes, après le diagnostic, ne veulent pas entendre parler de la maladie, d'autres cherchent, au contraire, tous les moyens pour trouver des informations qui s'y rapportent. Bien souvent, ils cherchent seuls. Cette urgence répond à un besoin fondamental de l'esprit humain : savoir aide à transformer une réalité menaçante – et la maladie chronique en est une – en une réalité moins dangereuse. Tant que nous parlons de maladies inguérissables, il est normal que les personnes cherchent des informations, surtout sur les éventuels nouveaux traitements ou sur tout ce qui pourrait atténuer la chronicité de la maladie. Quelquefois, l'entourage du malade, y compris les professionnels de la santé, ne comprennent pas ce comportement et font des commentaires : « à quoi cela sert-il de s'informer sur la maladie s'il n'y a pas de traitement ? Que font les patients de ces informations, qu'ils ne sont souvent pas en mesure d'évaluer ? N'est-ce pas le rôle des médecins ? » Ces observations ne tiennent pas compte d'une dimension fondamentale de l'esprit humain, qui vit avec anxiété massive ce qu'il ne connaît pas, ce qui semble obscure, confus ou ambigu. Dans la mesure ou les aspects cognitifs sont strictement liés aux aspects émotionnels, disposer d'informations et de connaissances adéquates aide non seulement à se sentir maître de soi, mais aussi à se sentir plus en sécurité et plus capable de faire face à la maladie.

Tout en étant déjà beaucoup, il ne s'agit pas que de cela. Maintes connaissances, comme par exemple ce qui peut aider à se sentir mieux dans la vie de tous les jours ou au contraire plus mal, sont justement indispensables pour améliorer le bien-être. Ces connaissances ne sont par conséquent pas inutiles ; au contraire, même quand il s'agit d'une maladie non guérissable, pouvoir connaître et gérer les symptômes permet de mieux vivre. Ces symptômes, dans la vie quotidienne, peuvent être reconnus et affrontés avec les bonnes stratégies uniquement si le malade dispose des connaissances adéquates : le manque d'information ne permet pas de le faire.

Avoir des connaissances permet concrètement d'agir d'une manière adéquate et de se sentir capable de prendre le dessus sur la maladie : pas sur un mode illusoire, mais grâce à l'amélioration du sentiment d'efficacité dans l'exercice du contrôle de ses symptômes. Il suffit de penser aux stratégies qui concernent la gestion de la fatigue, l'un des symptômes les plus envahissant, les plus méconnus et le moins visible aussi, que beaucoup de malades doivent affronter quotidiennement, pas uniquement dans le cas de la sclérose en plaque. Même si la maladie nous rappelle tous les jours que tout contrôler n'est pas une possibilité humaine, contrairement à ce que beaucoup croient de manière illusoire dans notre société, pouvoir améliorer ce contrôle est une aide précieuse.

Les connaissances aident aussi à établir une meilleure relation de collaboration avec les médecins et les professionnels de la santé, ce qui est indispensable pour la gestion d'une maladie qui dure dans le temps et dans laquelle le patient doit nécessairement avoir un rôle actif et non passif, comme c'était le cas dans le vieux modèle paternaliste. Il appartient donc au médecin et au personnel de la santé de fournir les bonnes informations et de transmettre les connaissances adaptées. L'information ne détermine pas la connaissance. Cette dernière concerne l'organisation des informations – qui sont donc des éléments séparés – dans un cadre structuré capable de les mettre en relation et de leur donner une signification, tout en justifiant les connexions. Il revient donc au personnel médical de fournir des connaissances et des informations scientifiquement validés, sans avoir peur de reconnaître avec sincérité les connaissances manquantes ou insuffisantes ; dans la maladie chronique, par définition, ces situations sont fréquentes.

Ce travail d'éducation thérapeutique est malheureusement encore insuffisant en Italie. Bien souvent, on évoque le manque de temps ; en réalité, un patient qui manque d'information, qui demande mille fois une clarification ou qui ne comprend pas bien les prescriptions, perd réellement du temps, au risque de dégâts et de complications. Ces situations pourraient être évitées s'il y avait assez d'espace et de temps pour permettre d'expliquer des aspects essentiels : l'état des connaissances sur la maladie, les traitements disponibles, les critères de sélection pour choisir un traitement plutôt qu'un autre, le déroulement de la thérapie et beaucoup d'autres choses encore. L'expérience confirme que donner ces connaissances et ces informations en groupe, à plus de personnes malades, est le meilleur moyen non seulement pour économiser du temps mais aussi pour aider les personnes à apprendre. Les questions posées par une personne stimulent les questions des autres. L'apprentissage est donc plus rapide et bien meilleur. Les résultats ont toujours été positifs lorsque cette expérience a pu avoir lieu. Cette activité d'éducation ne doit pas être sporadique mais continue et devrait être intégrée dans les activités normales d'un centre spécialisé qui prend en charge la maladie chronique. Lorsque cette possibilité n'existe pas, les patients sont en droit de la demander.

Il y a aujourd'hui une raison de plus pour laquelle il est indispensable que les thérapeutes fournissent des informations d'une bonne qualité scientifique sur la maladie dont ils s'occupent : l'omniprésence d'internet et des réseaux sociaux. Si l'accès y était limité il y a encore quelques années, aujourd'hui presque tout le monde, pas seulement les jeunes, «va sur internet » pour chercher des informations. Malheureusement, dans cet univers immense, les connaissances et les informations de qualité ne sont pas seulement rares, mais sont aussi nettement inférieures en termes de quantité aux informations dépourvues de fondement scientifique ; il convient surtout de disposer de critères pour les sélectionner de manière à ne pas être submergés par l'avis de pseudo experts. Concrètement, cela implique de savoir reconnaître les sites fiables, qui sont ceux des institutions scientifiques reconnues comme les universités ou les centres de recherches, ou encore les associations qui ont des comités scientifiques. Beaucoup de sites sont des blogs sur lesquels des personnes qui ne disposent d'aucune compétence scientifique s'improvisent experts et prodiguent avec assurance des conseils et des prescriptions péremptoires. Les personnes malades, dans leur recherche fébrile d'informations, en sont souvent victimes. Ces bloggeurs ne sont pas seulement motivés par une exhibition narcissique d'eux-mêmes, mais aussi et surtout par des intérêts commerciaux plus ou moins occultes.

Il y a aussi de nombreux sites qui se présentent de manière attractive et qui paraissent influents mais qui sont en réalité tout à fait dépourvus de crédibilité scientifique et qui font uniquement des propositions commerciales. Relevons aussi les nombreux forums qui répondent à l'exigence de comparaison – protégés par l'anonymat – avec ceux qui ont la même maladie. Ils ne sont pas tous gérés par des organisations qui contrôlent leurs contenus. On peut donc y trouver de nombreux conseils et indications dépourvues de fondements ; sans compter que l'expérience que peut faire une personne avec un médicament ne dit rien sur l'effet que ce dernier peut avoir sur nous.

Un des points négatifs caractéristique des forums qui ne sont pas contrôlés concerne les manifestations d'agressivité ; de la blague déplacée à la critique malveillante, de l'ironie légère jusqu'au sarcasme et à l'agression verbale ouverte. Malheureusement, l'agression verbale est un des aspects communs à tous les réseaux sociaux : elle n'est pas accessoire, mais dérive de ses caractéristiques intrinsèques. Le soi-disant « social » favorise l'exhibition de soi et la manifestation des réactions émotionnelles les plus primitives – parmi lesquelles justement l'agressivité – sans inhibition et sans tenir compte de l'autre. La rencontre de l'autre, dans la communication virtuelle, fait défaut : c'est pourtant la seule et vraie manière de vivre la sociabilité humaine, pour laquelle nous sommes biologiquement prédisposés. Seule la rencontre humaine favorise le partage et l'empathie, c'est à dire la capacité à se mettre à la place d'une autre personne en limitant les réponses agressives. Les réseaux sociaux activent les parts les plus primitives du cerveau humain et provoquent des réactions émotives et impulsives incontrôlées. Elles se propagent auprès des utilisateurs divisés en groupes opposés, avec une escalade de réponses automatiques dépourvues d'esprit critique et de réflexion. Cette réactivité primaire est aggravée par l'anonymat qui permet de s'exprimer de manière agressive sans en payer les conséquences sur le plan social, comme c'est le cas dans la vie réelle. Aujourd'hui, il apparaît plus clair que les soi-disant réseaux sociaux abusent de cette définition ; ils sont en réalité très « asociaux », parce qu'ils exploitent à leurs propres fins, surtout économiques, notre tendance sociale naturelle mais nous empêchent en réalité de vivre la vraie sociabilité humaine qui n'est authentique que dans la rencontre avec nos pairs.

Les outils et les réseaux virtuels ont certainement le grand avantage de permettre au malade qui a des difficultés à se déplacer ou qui vit dans des endroits éloignés de se mettre en contact avec d'autres personnes ou avec des spécialistes. Pour faire face à ces difficultés, les dernières années ont vu naitre des réseaux sociaux destinés à différentes maladies chroniques, gérés par des centres universitaires et de recherches, ou des associations qui donnent des garanties de sérieux ; leur objectif n'est pas seulement de transmettre des informations mais aussi de partager des expériences et de mettre en contact des personnes malades.

Il ne faut jamais oublier, en revanche, que les relations ne peuvent être qualifiées d'humaines que lorsqu'elles ont lieu dans la vie réelle. En conséquence, les outils virtuels ne sont pas, en eux-mêmes, un antidote à la solitude. Au contraire, ils peuvent l'accentuer en devenant une fuite de la vie réelle : connexions virtuelles et solitude constituent malheureusement un binôme toujours plus fréquent. La personne malade, encore plus que celle en bonne santé, a besoin d'avoir autour d'elle des personnes réelles avec lesquelles interagir : il suffit de penser au besoin concret d'aide. Il convient toujours, par conséquent, de se demander si la fréquentation des sites et des réseaux, même quand ils sont de bonne qualité, est une aide pour promouvoir la vie réelle et pour enrichir son propre réseau social ou si, au contraire, elle l'appauvrit ; fréquenter les sites et les réseaux sociaux n'est utile que dans le premier cas. Chacun devrait se poser les questions suivantes et y répondre avec sincérité : le temps que je passe sur les réseaux sociaux a-t-il des retombées positives sur mes relations concrètes aux autres ? Ou, au contraire, remplace-t-il le temps que je passe dans les vraies relations auquel cas je pourrais mieux l'investir dans les relations directes ? Est ce qu'il m'éloigne des relations en face à face ? Est-ce qu'il m'éloigne des personnes qui me sont proches ? Me distrait-il d'autres intérêts ? Me vole-t-il mes heures de sommeil ?

Un autre aspect très apprécié des réseaux sociaux est le partage de sa propre expérience avec d'autres personnes. Il convient pourtant de ne pas faire l'erreur de considérer qu'il est suffisant d'exprimer son propre point de vue, ses sentiments ou ses émotions pour pouvoir se sentir mieux ; même si c'est utile, cela ne garantit pas une meilleure conscience de ce que l'on est en train de vivre. En conséquence, cela ne permet pas de trouver le meilleur moyen de faire face aux diverses situations de la maladie. Bien que l'expérience des autres soit utile pour fournir un point de vue différent sur lequel réfléchir, elle ne peut être appliquée telle quelle à une autre personne ; de plus, les incompréhensions peuvent être fréquentes. Seule l'intervention d'un expert permet de donner du sens à un vécu particulier et de trouver les meilleures stratégies pour affronter la maladie. Pour ces raisons, partager son expérience sur les réseau sociaux ne peut en aucun cas se substituer à un travail psychologique – individuel ou en groupe – pour apprendre à vivre au mieux avec une maladie chronique.

LA VIE CONTINUE

La maladie chronique dure toute la vie et accompagne donc les personnes dans les différents changements de l'existence, tout au long des décennies : les changements qui sont liées aux modifications biologiques (comme la ménopause), les choix qui se font (par exemple un mariage), les événements inattendus négatifs (un accident) ou positifs (une promotion au travail). Le fait d'être malade entrelace étroitement et de manière inextricable, la continuité de l'existence, qui impose peu à peu de nouvelles demandes et de nouveaux devoirs. Pour chaque personne, les objectifs significatifs de la vie se modifient avec le temps et l'identité se réorganise continuellement. Les moyens de trouver un sentiment d'accomplissement ainsi que les stratégies nécessaires pour y accéder se modifient aussi avec le temps ; mais pour la personne malade, cette évolution au long de l'existence s'entrelace en plus avec les changements provoqués par le déroulement de la maladie. En conséquence, les ajustements nécessaires sont continus et beaucoup plus importants.

Dans les temps qui suivent le diagnostic, l'attention est prioritairement dirigée vers la maladie. Peu à peu, celle-ci n'est plus exclusive et les personnes prennent en considération les autres situations que la poursuite de l'existence amène. Un jeune ne s'interroge pas seulement sur son avenir avec la maladie mais se retrouve à devoir décider quel travail il va réaliser, s'il va cohabiter ou se marier, s'il souhaite avoir des enfants.

Chez les jeunes femmes, en particulier, la maternité éventuelle est un choix important, et c'est une décision qui doit être prise dans une temporalité dépendante de la soi-disant horloge biologique, plus restreinte chez les femmes que chez les hommes. Il s'agit ici de questions qui concernent tous les jeunes et les adultes, mais chez les personnes malades ces questions revêtent une importance particulière en raison de l'intrication entre la vie et l'évolution de la maladie. Dans le cas de la sclérose en plaque en particulier, la peur du futur – surtout du handicap grave – peut empêcher de faire des choix importants concernant la réalisation de soi et l'autonomie, comme terminer ses études, quitter le nid familial, vivre une relation amoureuse. En ce qui me concerne, j'ai appris douloureusement ces dernières années que la peur est mauvaise conseillère, parce qu'elle favorise une vision du futur négative et distordue et qu'elle anticipe des situations qui ne se vérifient bien souvent pas dans la réalité. Il y a un risque réel de s'autolimiter dans ses propres perspectives, en excluant des choix de vie qui seraient en réalité à notre portée ou en en faisant d'autres qui sont dictés par la peur du futur. Pour utiliser un langage commun, il ne faut pas « se couper les jambes » avant que la maladie ne le fasse, ce qu'elle ne fera d'ailleurs peut-être jamais. Mais il ne faut pas non plus faire comme si la maladie n'existait pas. Il est donc indispensable de regarder sa propre situation avec un grand réalisme grâce à l'aide des spécialistes sans avoir un sentiment de toute puissance mais aussi sans peur. C'est un équilibre épuisant qu'on peut trouver plus facilement en rencontrant les autres.

La personne malade se voit contrainte de tolérer l'incertitude et l'ambiguïté : si pour tout un chacun le futur est inconnu, c'est encore plus vrai pour le malade. Notre psychisme s'épuise à supporter l'incertitude et plus encore à raisonner en termes de probabilités.

Il suffit de penser au succès des prévisions météorologiques. Elles constituent des instruments que nous consultons avec un grand intérêt parce qu'elles nous permettent de savoir quelque chose sur le futur et de réduire l'incertitude. Souvent, alors qu'elles ne sont que des évaluations probabilistes avec une marge d'erreur, elles sont interprétées comme une vérité absolue ; c'est le point de départ de la déception et de la colère quand elles ne se réalisent pas.

Il convient d'être conscient que la maladie chronique ne permet jamais une prévision certaine. Dans le cas de la sclérose en plaque, l'incertitude sur l'évolution de la maladie est très forte en raison de son imprévisibilité et de son évolution qui est marquée par les rechutes et rémissions, au moins dans la première phase. Personne ne peut donc savoir avec certitude ce qui se passera dans les prochaines années ni quelle sera l'évolution de la maladie. Un neurologue me répondit un jour, alors que je lui posais des questions naïves sur le futur : « je devrais avoir une boule de cristal », signifiant que la médecine n'est pas en mesure de donner une réponde exacte. Et puisque, la boule de cristal n'existe pas, il convient d'accepter l'incertitude sur son propre futur : c'est un autre aspect des limites de notre condition humaine, qui ne peut que se fier à des évaluations probabilistes, dans le domaine de la santé mais encore plus dans celui de la maladie.

Les objectifs qui donnent sens et plénitude à son existence – et qui permettent ainsi l'accomplissement de son identité – changent à différents moments de la vie, pour chacun et plus encore pour la personne malade. Il en va de même pour les stratégies qui permettent de les atteindre. Il s'agit d'un processus complexe, qui est continuellement redéfini au fur et à mesure que le temps passe et que la maladie évolue : les objectifs, les satisfactions et les moyens d'agir, qui fonctionnaient l'année d'avant doivent être reconsidérés et modifiés. Chez le jeune qui reçoit un diagnostic, il s'agit d'imaginer son futur avec la maladie et donc de se donner des objectifs qui tiennent compte de son existence. Cela ne signifie pas qu'il faut renoncer à ses espoirs pour le futur, mais qu'il faut redéfinir ses propres projets : le travail, les liens d'affection, la maternité ou la paternité sont des défis importants à cet âge-là. Chez l'adulte et à l'âge mûr, la personne perd souvent la possibilité de continuer à se réaliser dans des domaines importants pour son identité, comme le travail ou certaines relations sociales. Il s'agit alors d'accepter la perte et de redéfinir ses propres objectifs et sa propre identité dans un processus qui n'est jamais vraiment terminé. Lors d'une maturité plus grande encore et même lors de la vieillesse, la personne doit se confronter, en plus de la maladie, à des limitations encore plus grandes liées à l'âge, ce qui entraîne une double fatigue. En réalité, le malade chronique, s'il se trouve, d'un côté en grande difficulté parce qu'il rassemble les contraintes physiques de la maladie et celles du vieillissement, peut aussi réussir, d'un autre côté, à mieux affronter les limitations de la vieillesse parce qu'il a déjà appris à faire face à des limites.

Comme nous l'avons dit, l'objectif de cet effort est de vivre au mieux sa propre vie malgré la maladie, se réalisant soi-même de la meilleure manière possible ; vivre et non survivre. Il peut arriver que cet effort ne soit pas reconnu par l'entourage du malade et que la fatigue quotidienne accumulée suite à de nombreux accomplissements soit sous-évaluée. Par exemple, une femme engagée laborieusement dans la maternité peut s'entendre dire : « toi aussi, tu as eu un enfant et tu l'as élevé, comme les autres ; au fond ta maladie n'est pas si grave ». Ou encore : « tu travailles encore, tu ne peux pas te plaindre ». Parfois, ces pensées ne s'expriment pas par des mots mais par des comportements évidents et par un discours qui sous-évalue l'effort constant qu'il y a derrière ces acquis. L'idée est encore répandue, la plupart du temps inconsciemment, que les malades doivent « jouer aux malades » et être immédiatement reconnus comme tels, comme c'est le cas des malades aigus. Si au contraire, comme les malades chroniques, ils cherchent à poursuivre leur vie du mieux qu'ils peuvent, leur souffrance est souvent sous-estimée.

Ces attitudes ne se limitent malheureusement pas à la sphère privée, elles concernent aussi la sphère sociale et professionnelle. Par exemple, voyager, pour unc personne qui a une maladie chronique, est très difficile. Continuer à travailler dans des conditions qui tiennent compte de ses limitations l'est encore plus. L'augmentation des maladies chroniques nécessiterait d'aborder cette problématique en prenant des décisions déterminantes, contrairement à ce qui a été fait jusqu'à présent. Malheureusement, beaucoup d'environnements sociaux et professionnels exigent une efficacité maximale, avec des temps, des rythmes et des modalités qui mettent souvent en difficulté une personne en bonne santé. Pour une personne malade, ces aspects sont carrément rédhibitoires. Pour ces raisons, une fois encore, il est important de souligner qu'une attention majeure accordée aux exigences des personnes malades ne doit pas être un privilège pour certains. Il s'agit bien d'accorder une aide pour tous, les personnes saines et les personnes malades, les jeunes et les plus vieux, dans l'acceptation des limites qui caractérisent la condition humaine.

PARENTS ET ENFANTS

Ces dernières années, de nombreuses maladies chroniques ont pu être diagnostiquées, non seulement plus rapidement, mais aussi à un stade plus précoce. En effet, la médecine actuelle dispose de nouveaux outils technologiques qui permettent d'encadrer de manière plus adaptée les épisodes isolés. Il y a une dizaine d'années encore, ces épisodes restaient inexpliqués ; cet élément est positif parce qu'il permet des interventions thérapeutiques plus précoces et mieux ciblées, même si elles ne sont pas curatives. En ce qui concerne la sclérose en plaque, il en découle que le diagnostic peut être fait chez les jeunes et parfois même chez les adolescents, qui sont encore engagées dans une scolarité et qui vivent en famille. Il s'agit de jeunes qui sont en phase de transition entre la dépendance familiale et l'autonomie de l'adulte. Nous savons que cette phase est toujours plus longue dans les sociétés occidentales. Il est devenu de plus en plus difficile de déterminer son terme. En Italie, pour diverses raisons, cette phase s'est particulièrement allongée. Si ceci est vrai pour la majorité des adolescents et des jeunes adultes, c'est encore plus vrai pour ceux qui se trouvent de manière précoce, contraints de vivre avec une maladie chronique. En général, la jeunesse est caractérisée par une attitude optimiste et par une énergie plus grande que celles qui caractérisent les adultes, qui sont plus marqués par les expériences négatives et par les déceptions inévitables qu'ils ont déjà vécues. Cependant, les jeunes, s'ils disposent d'un côté de ressources importantes pour affronter la maladie avec une détermination positive, présentent, de l'autre côté, des fragilités et des incertitudes fréquentes, liées à au manque d'expérience et à de nombreuses peurs. Ils regardent leur propre futur avec tout ceci et avec la maladie, l'incertitude est encore plus grande. Ces derniers ne peuvent s'appuyer sur un accomplissement consolidé de leur vie affective et professionnelle, par exemple. La maladie ajoute une hypothèque pesante sur leur avenir, qu'ils embrassent à peine avec enthousiasme et aussi avec anxiété.

Dans cette situation, les relations avec la famille d'origine et surtout avec les parents, qui vivent encore avec le jeune, peuvent se révéler particulièrement problématiques. Les parents vivent aussi des émotions fortes et négatives, comme la peur, la colère, le sentiment de culpabilité ainsi que des attentes déçues. L'aspect le plus difficile pour les parents est d'accompagner l'enfant malade vers la recherche de son autonomie, pour vivre une propre vie affective et professionnelle. Il est normal qu'un parent veuille protéger ses propres enfants. Et lorsqu'un enfant est malade, ce désir est naturellement encore plus fort. Bien qu'il soit compréhensible, ce comportement protecteur entraîne malheureusement le risque de maintenir l'enfant dans une dépendance à soi, comme quand il était enfant. Cependant, l'enfant malade est désormais devenu un jeune homme ou une jeune femme. Le devoir du parent est de l'aider à faire ce passage de la meilleure manière possible, même avec la maladie. Le risque est de projeter sur ses enfants ses propres peurs, en imaginant pour eux une vie limitée et protégée, bien différente de la vie que les enfants imaginent pour eux-mêmes.

Il s'agit ici d'une situation difficile, pour laquelle il n'existe pas de recette comportementale parce que les situations concrètes de la vie d'un jeune avec une maladie sont extrêmement diversifiées. Il y a beaucoup d'interrogations : comment se comporter quand l'opportunité de travailler loin de la maison se présente, ou celle d'un séjour d'études à l'étranger ? Ou simplement celle de vacances entre amis ? Que faire quand son fils ou sa fille veut partir vivre seul ? Le parent d'un enfant malade, encore plus que le parent d'un enfant en pleine santé, doit renoncer à regarder le futur de son enfant avec ses propres yeux, à savoir avec son propre jugement, ses propres espoirs et ses propres peurs. Il s'agit d'accepter que la vie de son enfant est dans ses mains mais aussi de rester disponible pour aider. C'est bien cela que l'enfant doit toujours sentir : que ses parents sont là et qu'il peut compter sur eux, mais cela ne veut pas dire qu'ils décident à sa place. L'adolescence et l'âge adulte sont des processus conjoints, qui concernent non seulement l'enfant qui grandit et qui est en passe de vivre sa vie en toute autonomie mais aussi ses parents qui l'accompagnent et qui le laissent progressivement partir. Ceci est encore plus vrai lorsqu'un enfant est atteint d'une maladie. Pour ces raisons, le comportement positif des parents est un élément décisif dans l'aide qu'ils peuvent apporter aux enfants dans le projet de vivre le mieux possible, même avec une maladie. Ceci signifie, concrètement, qu'il faut trouver des objectifs accessibles ainsi que des chemins pour y parvenir. Seule une vie riche de sens peut nourrir un sentiment d'apaisement et soutenir une identité construite.

Dans d'autres familles, ce n'est pas l'enfant mais le parent qui a une maladie chronique. Dans ces cas, souvent, la maladie n'est pas annoncée aux enfants, surtout s'ils sont petits, dans la croyance qu'ils ne sont pas en mesure de comprendre et dans la crainte qu'ils ne soient effrayés. Nous nous leurrons de penser que le silence des adultes efface la pensée de la maladie de l'esprit des enfants et qu'ils sont plus sereins. Ce n'est pas le cas. La psychologie et l'expérience nous apprennent que le silence, avec les petits enfants et encore plus avec ceux devenus plus grands, accentue l'anxiété. De plus, il leur donne la sensation douloureuse qu'il existe autour d'eux des secrets dont ils sont exclus. Il s'agit de sentiments négatifs qui fragilisent le sentiment de sécurité et la confiance qu'ils peuvent avoir vis-à-vis des parents. Les réalités inconnues sont toujours plus effrayantes que celles qui nous sont connues, parce qu'il est possible d'exercer sur ces dernières une maîtrise par la pensée et la parole : les peurs sont apaisées si elles peuvent être exprimées et partagées, conditions indispensables pour élaborer des défenses adéquates.

Il faut souligner que les enfants – aspect bien souvent sous-évalué par les adultes – sont capables de sentir avec une grande perspicacité les incertitudes et les embarras dans les réponses que fournissent les adultes. Ils peuvent aussi remarquer, dans la vie quotidienne, des comportements différents ne parvenant pas toujours à les comprendre. Ils risquent alors de formuler des explications bien plus effrayantes. Ainsi, un petit garçon peut conclure que son père est toxicodépendant parce qu'il a trouvé un médicament caché dans le frigo, ou une petite fille peut estimer que sa mère va mourir parce qu'elle va souvent à l'hôpital, ou encore penser que sa mère ne l'aime pas parce qu'elle est trop souvent fatiguée pour jouer avec elle. À ce propos, il faut rappeler que les enfants ont un mode de pensée égocentrique. Ils tendent, dès lors, à ramener à eux tout ce qui se passe. Par conséquent, ils peuvent se considérer comme étant la cause de la maladie du parent ou de la rechute en établissant des liens de cause à effet entre des événements proches dans le temps (comme leur désobéissance et une aggravation des symptômes) qui n'ont pourtant aucun lieu entre eux et ce, de manière totalement incompréhensible pour l'adulte.

Il faut donc toujours dire la vérité aux enfants, avec simplicité, en leur donnant les informations essentielles et utiles pour la vie quotidienne et en ayant conscience que le silence, bien souvent, est une excuse pour se protéger soi-même, plus que pour protéger ses enfants. Avec les enfants plus petits, le recours à une fable permet d'initier le dialogue à travers une métaphore et de manière indirecte. Ce dialogue peut se poursuivre au fil des ans, avec l'évolution des enfants et la modification de leurs capacités cognitives et émotionnelles ; on reviendra donc souvent sur le sujet de manière à éclaircir les doutes et à faire émerger les peurs et les interprétations erronées (par exemple, la fatigue peut être interprétée par un enfant comme un désintérêt ou un manque d'affection). Le message à donner est que le père ou la mère a une maladie qui nécessite des médicaments et une attention particulière mais que ceci ne met pas en danger sa vie et la sérénité de la famille ; ce qui peut être utile est d'enseigner aux enfants comment faire face concrètement à des situations critiques et aux adaptations nécessaires à la vie quotidienne en raison de la maladie. Une attitude positive, qui souligne et qui fasse vivre en pratique les beaux aspects de la vie de famille et pas uniquement ce que la maladie retire ou les limitations qu'elle impose, permet de ne pas enfermer les enfants dans un vécu de pessimisme, de négativité ou de souffrance.

De nombreux parents affirment trouver auprès de leurs enfants une raison importante de vivre, ce qui les aide à aller de l'avant avec détermination. Il convient en revanche d'éviter que ce vécu n'amène à retenir trop longtemps l'enfant près du parent malade. Cela peut empêcher la conquête graduelle de l'autonomie. Un bon parent doit savoir laisser partir ses enfants pour faire leur chemin, au fur et à mesure qu'ils grandissent et cette règle est aussi valable pour un parent malade. Les enfants ne doivent pas être mis en condition de se sentir coupables de se réaliser eux-mêmes et d'avoir une vie autonome en dehors de leur famille.

Un autre aspect important concerne le développement des capacités relationnelles. À ce propos, les enfants de parents qui ont une maladie chronique présentent en général un développement important de l'empathie, du sentiment de responsabilité ; une telle sensibilité, qui est en soi positive, ne doit pas devenir la cause de poids insoutenables pour leurs âges. Bien qu'enfants et parents vivent dans un changement réciproque et un enrichissement permanent, il revient toujours au parent de protéger et d'éduquer son enfant. Cette responsabilité éducative reste toujours du côté de l'adulte, même avec une maladie chronique.

BIBLIOGRAPHIE

La littérature sur les différents thèmes abordés est extrêmement vaste ; de nombreux textes et revues spécialisés leur sont consacrés tandis que différents manuels de psychologie (psychologie du développement, psychologie générale, sociale, communautaire et psychologie de la santé) sont disponibles dans le commerce et traitent les concepts et les notions de base. Cette bibliographie se limite à certains textes de référencé importants ou accessibles ; par facilité pour le lecteur, les sujets sont divisés par thèmes, bien que bon nombre d'entre eux soient transversaux.

I

Sur le développement, l'adaptation et l'action individuelle

Baltes P.B., Lindenberger U., Staudinger U.M., *Life-span theory in developmental psychology,* in *Handbook of Child Psychology,* ed. W. Damon, vol. I, *Theoretical models of human development,* ed. R.M. Lerner, Wiley, New York 1998, pp. 1029-1144.

Bonino S., *I nodi teorici attuali,* in *Manuale di Psicologia dello sviluppo*, a cura di A. Fonzi, Giunti, Firenze, 2001, pp. 43-79.

Bonino S. (a cura di), *Dizionario di psicologia dello sviluppo,* Einaudi, Torino 2002.

Brandstädter J., *Action perspectives on human development*, in *Handbook of Child Psychology,* ed. W. Damon, vol. I, *Theoretical models of human development,* ed. R.M. Lerner, Wiley, New York 1998, pp. 807-863.

Ford D.H., Lerner R.M., *Developmental system theory*, Sage, Newbury Park 1992.

Hendry B.L., Kloep M. *Lifespan development. Resources, challenges and risks*, Thomson Learning, London 2002.

Laborit H., *Dieu ne joue pas aux dés*, Grasset, Paris 1987.

Lerner R.M., *Theories of human development : contemporary perspectives*, in *Handbook of Child Psychology,* ed. W. Damon, vol. I, *Theoretical models of human development*, ed. R.M. Lerner, Wiley, New York 1998, pp. 1-24.

Piaget J., *L'équilibration des structures cognitives* in *Études d'épistémologie génétique,* vol. XXXIII, PUF, Paris 1975.

Rutter M., Rutter M., *Developing minds,* Penguin, London 1992.

Silbereisen R.K., Eyferth K., Rudinger E., *Development as action in context,* Springer-Verlag, Berlin 1986.

Van Geert P., *Dynamic systems of developments : change between order and chaos*, Prentice Hall/Harvester Wheatsheaf, New York 1994.

Werner H., *Comparative psychology of mental development*, International University Press, New York 1940.

Sur la mémoire et le développement
des fonctions cognitives supérieures

Brandimonte M. A., *Psicologia della memoria*, Carocci, Roma 2012.

Bruner J.S., *Actual minds, possible worlds,* Harvard University Press, Cambdrige 1986.

Cornoldi C., *Vizi e virtù della memoria*, Giunti, Firenze 2005.

Gardner H., *Creating minds,* Basic Books, New York 1993.

Pascual-Leone J., *Reflections on life-span intelligence, consciousness and ego development,* in *Higher stages of human development*, eds. C.N. Alexander, E. Langer, Oxford University Press, Oxford 1990.

Piaget J., *Le langage et la pensée chez l'enfant*, Delachaux et Niestlé, Neuchâtel 1923.

Piaget J., *La psychologie de l'intelligence*, Colin, Paris 1947.

Piaget J., *Six études de psychologie*, Gonthier, Paris 1964.

Schachter D.L., *Searching for memory. The brain, the mind and the past,* Basic Books, New York 1966.

Sternberg R. (ed.), *Wisdom : its nature, origins and development*, Cambridge University Press, Cambridge 1990.

Vygotskij L.S., *Pensée et langage,* Éditions Sociales, Paris, 1985 (éd. orig. russe 1934).

Vygotskij L.S, *Histoire du développement des fonctions psychiques supérieures*, La Dispute, Paris 2014 (éd. orig. russe 1930-1931).

Sur la santé et la maladie

Antonovsky A., *Health, stress and coping*, Jossey Bass Publishers, San Francisco, 1979.

Antonovsky A., *Unraveling the mystery of health*, Jossey Bass Publishers, San Francisco 1987.

Aujoulat I., Luminet O., Deccache A., The perspective of patients on their experience of powerlessness, *Qualitative Health Research*, 2007, v. 17, 6, 772-785.

Bonino S. (a cura di), *Aspetti psicologici nella sclerosi multipla*, Springer, Milano 2013.

Lacroix A., Assal J.-Ph., *L'éducation thérapeutique des patients. Nouvelles approches de la maladie chronique*, Maloine, Paris 2003.

Lorig K.N., Holman H., Sobel D., Laurent D., Gonzàles V., Minor M., *Living a healthy life with chronic conditions*, Bull, Boulder 2000.

Ricci Bitti P.E., Candini L., Melani P., Razzaboni E., EduPark Consorzio (a cura di), *Intervento psicoeducativo nella malattia di Parkinson. Il programma EduPark,* Erickson, Trento 2006.

Ricci Bitti P.E., Gremigni P. (a cura di), *Psicologia della salute. Modelli teorici e contesti applicativi*, Carocci, Roma 2013.

Sur le fonctionnement de l'esprit, les émotions, les relations entre corps et esprit et entre conscience et inconscient

Bargh J., *Before you know it : The unconscious reasons we do what we do*. William Heinemann, Portsmouth 2017.

Battacchi M.W., *Lo sviluppo emotivo,* Laterza, Roma 2004.

Biondi M., *Mente, cervello e sistema immunitario*, McGraw-Hill, Milano 1997.

Blundo C., *Conoscere e potenziare il cervello* Giunti, Firenze 2007.

Blundo C., *Neuroscienze cliniche del comportamento*, Elsevier, Milano 2011.

Caruana F., Viola M., *Come funzionano le emozioni*, Il Mulino, Bologna 2018.

Damasio A., *The Feeling of What Happens : Body and Emotion in the Making of Consciousness*, Harcourt, Orlando 1999.

Damasio A., *Descartes' error : Emotion, reason, and the human brain*, Penguin Putnam, New York 1994.

Umiltà C., *Il cervello*, Il Mulino, Bologna 2011.

Edelman G. M., *Wider than the sky : the phenomenal gift of consciousness,* Yale Univ. Press, Yale 2004.

Edelman G.M., *Neural darwinism : The theory of neuronal group selection*. Basic Books, New York 1987.

Edelman G.M., Tononi G., *A universe of consciousness*, Basic Books, New York 2000.

Galati D. (a cura di), *Le emozioni primarie,* Bollati Boringhieri, Torino 1993.

Kihlstrom J., *The psychological unconscious*, in *Handbook of personality*, eds. L. Pervin, O. John, The Guilford Press, New York 1999.

LeDoux J., *The emotional brain : the mysterious underpinnings of emotional life,* Simon and Schuster, New York 1996.

Locke S., Colligan D., *The healer within. The new medicine of mind and body,* Dutton, New York 1986.

Oliverio A., *La mente. Istruzioni per l'uso,* Rizzoli, Milano 2001.

Oliverio A., *Prima lezione di neuroscienze*, Laterza, Roma-Bari 2002.

Panksepp J., Biven L., *The archeology of mind.* Norton & Company, New York 2012.

Rezzonico G.F.A., De Marco A., *Lavorare con le emozioni nell'approccio costruttivista*, Bollati Boringhieri, Torino 2012.

Strata P., *Dormire, forse sognare. Sonno e sogno nelle neuroscienze,* Carocci, Roma 2017.

Strata P., *La strana coppia. Il rapporto mente-cervello da Cartesio alle neuroscienze*, Carocci, Roma 2014.

II

Sur l'identité

Bosma H., Kunnen S., *Identity and emotion. Development through self-organization*, Cambridge University Press, Cambridge 2001.

Giddens A., *Modernity and self-identity,* Stanford University Press, Stanford 1991.

Kelleher D., Leavey G., *Identity and health,* Routledge, 2004.

Kroger J., *Identity development,* Sage Publications, Thousand Oaks 2000.

McLean K. C., Syed M., *The Oxford Handbook of identity development*, Oxford University Press, Oxford 2015.

Oliverio Ferraris A., *La ricerca dell'identità,* Giunti, Firenze 2002.

Schwartz S. G, Luyckx K., Vignoles V. L, *Handbook of identity. Theory and research* Springer 2011.

Sur la recherche de sens

Bruner J.S., *Acts of meaning*, Harvard University Press, Cambridge-London 1990.

Frankl V.E., *Man's search for meaning*, Simon and Schuster, New York 1962.

Frankl V. E., *La sfida del significato. Analisi esistenziale e ricerca di senso*, a cura di D. Buzzone e E. Fizzotti, Erickson, Trento 2004.

Frankl V.E., *Man's search for meaning*, New York, Washington Square Press/Pocket Books, New York 1985.

Frankl V.E., *Ce qui ne figure pas dans mes livres*, Inter-Éditions, Paris 2014.

Frankl V. E. *Retrouver le sens de la vie*, InterÉditions, Paris 2017.

Sur l'auto-efficacité

Aujoulat I., Marcolongo R., Bonadiman L., Deccache A., *Reconsidering patient empowerment in chronic illness : A critique of models of self-efficacy and bodily control*, « Social Science & Medicine », 2008, 66, 1228-1239.

Bandura A., *Self-efficacy : the exercise of control*, W.H. Freeman and Company, New York 1997.

Bandura A. (ed.), *Self-efficacy in changing society,* Cambridge University Press, Cambridge 1995.

Bandura A., *Sviluppo sociale e cognitivo secondo una prospettiva agentica*, in *L'età sospesa*, a cura di G.V. Caprara, A. Fonzi, Giunti, Firenze 2000, pp. 27-58.

Caprara G.V., *La valutazione dell'autoefficacia. Costrutti e strumenti*, Erickson, Trento 2001.

Sur le stress et les moyens d'y faire face,
la relaxation et la méditation, la résilience

Astori S., *Resilienza,* San Paolo Edizioni, Alba 2017.

Carosella A., Bottaccioli F., *Meditazione, psiche e cervello*, Tecniche Nuove, Milano 2012.

Freud A., *The ego and the mechanisms of defence,* The Hogarth Press, London 1961.

Frydenberg E., *Adolescent coping. Theoretical and research perspectives*, Routledge, New York-London 1997.

Freud A., *The ego and the mechanisms of defence,* The Hogarth Press, London 1961.

Kobasa S.C., *The hardy personality : toward a social psychology of stress and health*, in *Social psychology of health and illness*, eds. G.S. Sanders, J. Suls, Erlbaum, Hillsdale 1982.

Lazarus R.S., *Emotion and adaptation,* Oxford University Press, New York 1991.

Lazarus R.S., Folkman S., *Stress, appraisal and coping*, Springer, New York 1984.

Oliverio Ferraris A., *La forza d'animo*, Rizzoli, Milano 2003.

Rutter M., *Psychosocial resilience and protective mechanisms*, « American Journal of Orthopsychiatry », 1987, 57, pp. 316-331.

Selye H., *The stress of life*, McGraw-Hill, New York 1956.

Siegel D. J., *The mindful brain. Reflection and attunement in the cultivation of well-being*, Norton, 2007.

Vaillant G.E., *The wisdom of the Ego*, Harvard University Press, Cambridge 1993.

Goleman D, Davidson R, J., *Altered traits : Science reveals how meditation changes your mind, brain, and body*. Avery, New York 2017.

Schultz J.H, *Das autogene training,* Thieme, Leipzig 1934.

Trabucchi P., *Tecniche di resistenza interiore,* Mondadori, Milano 2014.

III

Sur la culpabilisation et le sentiment de culpabilité

Castelfranchi C., D'Amico R., Poggi I. (a cura di), *Sensi di colpa,* Giunti, Firenze 1994.
Della Seta L., *Debellare il senso di colpa,* Marsilio, Venezia 2010.
Di Blasio P., Vitali R., *Sentirsi in colpa*, il Mulino, Bologna 2001.
Jadoulle V., *Tout est psychosomatique. Même pas vrai!,* Éditions Érès, Toulouse 2005.
Lerner M.J., *The belief in a just world. A fundamental delusion,* Plenum Press, New York 1980.

Sur la dépression, l'impuissance acquise,
le bonheur et l'optimisme

Abramson L.Y., Seligman M.E.P., Teasdale J.D., *Learned helplessness in humans. Critique and reformulation,* in « Journal of Abnormal Psychology », 1978, 87, pp. 49-74.
Anolli L., *L'ottimismo,* Il Mulino, Bologna 2005.
Beck T., *Depression,* Hoeber, New York 1967.
Epstein S., *Constructive thinking : the key to emotional intelligence,* Westport, London 1998.
Goldwurm G.M., Colombo F. (a cura di), *Psicologia positiva*, Erickson, Trento 2010.
Legrenzi P., *La felicità,* il Mulino, Bologna 1998.
Seligman M.E.P., *The hope circuit. A psychologist's journey from helplessness to optimism.* Penguin Random, Sydney 2018.
Seligman M.E.P., *Helplessness : on depression, development and death*, Freeman, San Francisco 1975.

Seligman M.E.P., *Learned optimism. How to change your mind and your life*, Pocket Books, New York 1990.

Seligman M.E.P., *The past and future of positive psychology*, in L.M. Keyes, J. Haidt (eds.), *Flourishing : a positive psychology and the life well-lived,* American Psychological Association, Washington 2002.

Snyder J., Lopez L. (eds.), *Handbook of positive psychology*, Oxford University Press, New York 2002.

Sur la pensée magique

Odier C., *L'angoisse et la pensée magique*, Delachaux et Niestlé, Neuchâtel 1966.

Fonzi A., *Pensiero magico*, in *Dizionario di psicologia dello sviluppo,* a cura di S. Bonino, Einaudi, Torino 2002.

Fonzi A., Negro Sancipriano E., *Il mondo magico nel bambino*, Einaudi, Torino 1979.

Piaget J., *La représentation du monde chez l'enfant*, PUF, Paris 1926.

De Martino E., *Il mondo magico*, Einaudi, Torino, 1948.

Sur la pensée narrative et le récit

Bert G., *Medicina narrativa,* Il Pensiero Scientifico Editore, Roma 2015.

Bruner J.S., *Costruzione del Sé e costruzione del mondo*, in *Il pensiero dell'altro. Contesto, conoscenza e teorie della mente*, a cura di O. Liverta Sempio, A. Marchetti, Raffaello Cortina, Milano 1995, pp. 125-137.

Bruner J.S., *La costruzione narrativa della realtà, in Narrazione e rappresentazione,* a cura di M. Ammaniti, D. Stern, Laterza, Roma-Bari 1991, pp. 17-42.

Charon R., *Narrative medicine,* Oxford University Press, Oxford 2007.

Demetrio D., *Raccontarsi. L'autobiografia come cura di sé*, Raffaello Cortina, Milano 1996.

Smorti A. (a cura di), *Il Sé come testo. Costruzione delle storie e sviluppo della persona,* Giunti, Firenze 1997.
Smorti A., *Il pensiero narrativo,* Giunti, Firenze 1994.

IV

Sur l'empathie

Bonino S., *Empatia*, in *Dizionario di scienze psicologiche* a cura di F. Barale, V. Gallese, S. Mistura, A. Zamperini, Einaudi, Torino 2006.
Bonino S., Lo Coco A., Tani F., *Empatia. Condividere le emozioni,* Giunti, Firenze 1998.
Iacoboni M. *I neuroni specchio*, Bollati Boringhieri, Torino (2008).
Rizzolatti G., Craighero L., *The mirror-neuron system*, in « Annual Review of Neuroscience », 2004, 7, pp. 169-192.
Rizzolatti G., Vozza L., *Nella mente degli altri,* Zanichelli, Bologna 2007.

Sur la confiance, la relation thérapeutique et ses différents aspects

Ben Soussan P., *Le cancer est un combat. Même pas vrai !,* Éditions Érès, Toulouse 2004.
Benedetti F., *Il cervello del paziente*, Fioriti, Roma 2016.
Benedetti F., *L'effetto placebo*. Carocci, Roma 2018.
Benedetti F., *La speranza è un farmaco*, Mondadori, Milano 2018.
Bobbio M., *Troppa medicina,* Einaudi, Torino 2017.
Caprara G.V., *Disimpegno morale,* in *Dizionario di psicologia dello sviluppo,* a cura di S. Bonino, Einaudi, Torino 2002.
Cherniss C., *Staff burnout : job stress in the human services*, Sage, Beverly Hills 1980.
Crotti N., *Cancro : percorsi di cura*, Meltemi, Roma 1998.

Donghi P., *Il sapere della guarigione*, Laterza, Roma-Bari, 1996.

Gambetta D. (ed.) *Trust : making and breaking cooperative relations,* Blackwell, New York 1988.

Ghirotti G., *Lungo viaggio nel tunnel della malattia,* EDA, Torino 1973.

Jervis G. (a cura di), *I diritti del malato*, Feltrinelli, Milano 1975.

Jervis G., *Contro il relativismo,* Laterza, Roma-Bari 2005.

Lemoine P., *Le mystère du placebo*, Odile Jacob, Paris 1996.

Veronesi U., *Una carezza per guarire*, Sperling & Kupfer Editori, Milano 2005.

Zamperini A., *Psicologia sociale della responsabilità,* UTET, Torino 1998.

Sur les différentes logiques, les stratégies de raisonnement et de décision, les heuristiques

Battacchi M.W., Battistelli P., Celani G., *Lo sviluppo del pensiero metarappresentativo e della coscienza,* Franco Angeli, Milano 1998.

Benelli B., *Ragionamento, strategie di*, in *Dizionario di psicologia dello sviluppo,* a cura di S. Bonino, Einaudi, Torino 2002.

Kahneman D., *Pensieri lenti e veloci*, Mondadori, Milano 2017 (éd. originale 2013).

Kahneman D., Slovic P., Tversky A. (eds.), *Judgment under uncertainty : Heuristics and biases,* Cambridge University Press, New York 1982.

Motterlini M., Crupi V., *Decisioni mediche. Un punto di vista cognitivo*, Raffaello Cortina, Milano 2005.

Rumiati R., *Decidere,* Il Mulino, Bologna 2009.

Sur la communication

Ekman P., *Telling lies,* Norton and Company, New York 1985.

Ekman P., *Darwin and facial expression : a century of research in review*, Academic Press, New York 1973.

Ekman P., Friesen W.V., *Unmasking the face : a guide to recognize the emotions from facial cues,* Prentice Hall, Englewood Cliffs1975.

Watzlawick P., Beavin J., Jackson D., *Pragmatics of human communication : a study of interactional patterns, pathologies and paradoxes*, Norton, New York 1967.

Zani B., Selleri P., David D. (a cura di), *La comunicazione. Modelli teorici e contesti sociali*, Carocci, Roma 1996.

V

Sur l'attachement

Bowlby J., *Attachment and loss*, vol. I, *Attachment,* Hogarth Press, London 1969.

Bowlby J., *A secure base*, Routledge, London 1988.

Zazzo R., *L'attachement,* Delachaux et Niestlé, Neuchâtel 1974.

Sur les relations familiales

Scabini E., *Psicologia sociale della famiglia*, Boringhieri, Torino 1995.

Scabini E., Iafrate R., *Psicologia dei legami familiari*, il Mulino, Bologna 2003.

Gambini P., *Psicologia della famiglia*, Angeli, Milano 2015.

Sur la solitude

Borgna E., *La solitudine dell'anima*, Feltrinelli, 2010.

Costa E. (a cura di), *Psicopatologia della solitudine. Tra creatività e depressione*, Guerini, Milano 2000.

Sur la coopération et la solidarité

Amerio P., Gattino S., *La solidarietà come risorsa : volontariato e auto-aiuto*, in *Psicologia di comunità*, a cura di P. Amerio, il Mulino, Bologna 2000, pp. 389-418.

Bonino S., *Altruisti per natura,* Laterza, Roma 2012.

Caprara G.V., Bonino S. (a cura di), *Il comportamento prosociale*, Erickson, Trento 2006.

Eibl-Eibesfeldt I., *Liebe und hass. Zur naturgeschichte elementarer verhaltensweisen,* Piper, München 1970 (paru en traduction italienne avec le titre : *Amore e odio. Aggressività e socialità negli uomini e negli animali,* Mondadori, Milano 1977).

Jervis G., *Individualismo e cooperazione*, Laterza, Roma-Bari 2003.

Marta E., Pozzi M., *Psicologia del volontariato,* Carocci, Roma 2007.

Marta E., Scabini E., *Giovani volontari,* Giunti, Firenze 2003.

Ranci C., *Il volontariato*, Il Mulino, Bologna 2006.

Zamperini A., *Psicologia dell'inerzia e della solidarietà,* Einaudi, Torino 2001.

Sur la mort

Campione F., Bandieri E., *La buona morte*, Clueb, Bologna 2010.

De Angelis M., Trenta P., *In modo giusto*, Emmebi Edizioni, Firenze 2018.

Kubler-Ross E., O*n death and dying*, Mac Millan, New York 1969.

Morasso G., Invernizzi G., *Di fronte all'esperienza di morte : il paziente e i suoi terapeuti,* Masson, Milano 1989.

Spinsanti S., *Morire in braccio alle grazie,* Il Pensiero Scientifico Editore, Roma 2017.

Testoni I., *L'ultima nascita,* Bollati Boringhieri, Torino 2015.

VI

Sur l'intervention psychologique mentionnée dans le texte

Bonino S., Graziano F., Borghi M., Marengo D., Molinengo G., Calandri E., The self-efficacy in Multiple Sclerosis (SEMS) Scale : development and validation with Rasch analysis, *European Journal of Psychological Assessment.* https://doi.org/ 10.1027/1015-5759/a000350, 2016.

Bonino S., Borghi M., Calandri E., Graziano F., *Vivere con la sclerosi multipla. SM - Stare Meglio : un percorso di gruppo per il sostegno psicologico a persone neo-diagnosticate*, Erickson, Trento 2021.

Borghi M., Bonino S., Graziano F., Calandri E., "You move toward a sense of control over the illness". Exploring change in a group-based psychological intervention for multiple sclerosis patients, *Disability and Rehabilitation,* 40 (14) : 1671-1678. https://doi.org/10.1080/09638288.2017.1306588, 2018.

Calandri E., Graziano F., Borghi M., Bonino S., Depressione e benessere psicologico in persone con sclerosi multipla : il ruolo dell'identità, del senso di coerenza e dell'autoefficacia, *Psicologia della Salute, 1*, 2016 : 49-66.

Calandri E., Graziano F., Borghi M., Bonino S., Improving the quality of life and psychological well-being of recently diagnosed multiple sclerosis patients : preliminary evaluation of a group-based cognitive behavioral intervention, *Disabi-*

lity and Rehabilitation, 39 (15) : 1474-1481, https://doi.org/10.1080/09638288.2016.1198430, 2017a.

Calandri E., Graziano F., Borghi M., Bonino S., Coping strategies and adjustment to multiple sclerosis among recently diagnosed patients : the mediating role of sense of coherence, *Clinical Rehabilitation*, 31 (10) : 1386-1395, https://doi.org/10.1177/0269215517695374, 2017b.

Calandri E., Graziano F., Borghi M., Bonino S., Depression, positive and negative affect, optimism, and health-related quality of life in recently diagnosed multiple sclerosis patients : the role of identity, sense of coherence, and self-efficacy, *Journal of Happiness Studies*, 19 (1) : 277-295, https://doi.org/10.1007/s10902-016-9818-x, 2018.

Calandri E., Graziano F., Borghi M., Bonino S., Young adults' adjustment to a recent diagnosis of multiple sclerosis : The role of identity satisfaction and self-efficacy, *Disability and Health Journal*, 12, 72-78, https://doi.org/10.1016/j.dhjo.2018.07.008, 2019.

Calandri E., Graziano F., Borghi M., Bonino S., Cattelino, E., The role of identity motives on quality of life and depressive symptoms : a comparison between young adults with multiple sclerosis and healthy peers, *Frontiers in Psychology, Developmental Psychology Section*, https://doi.org/10.3389/fpsyg.2020.589815, 2020.

Calandri E., Graziano F., Borghi M., Bonino S., The future between difficulties and resources. Exploring parents' perspective on young adults with multiple sclerosis, *Family Relations, 71 (2),* 686-706, https://doi.org/10.1111/fare.12630, 2022.

Graziano F., Calandri E., Borghi, M., Bonino S., The effects of a group-based cognitive behavioral therapy on people with multiple sclerosis : a randomized controlled trial, *Clinical Rehabilitation, 28* : 264-274, https://doi.org/10.1177/0269215513501525, 2014.

Graziano F., Calandri E., Borghi M., Bonino S., Adjustment to multiple sclerosis and identity satisfaction among newly diagnosed women : what role does motherhood play ?, *Women and Health, 60/3* : 271-283, https://doi.org/10.1080/03630242.2019.1626789, 2020.

www.ingramcontent.com/pod-product-compliance
ˈightning Source LLC
ˈergne TN
ˈ010019081026
ˈ V00016B/1673